UTERUS

子宫
呵护手册

主编 邓娟 曹云桂 杨凤云

U0653611

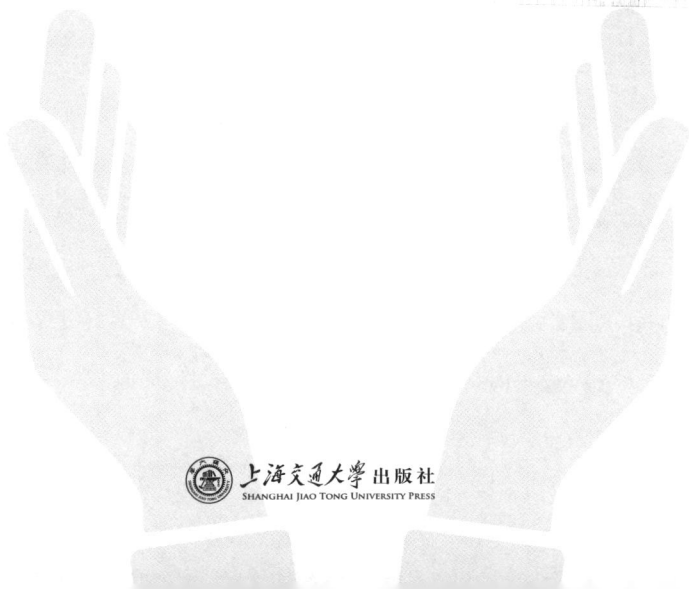

上海交通大学出版社
SHANGHAI JIAO TONG UNIVERSITY PRESS

内容提要

本书通过通俗易懂的文字，介绍了子宫肌瘤、子宫腺肌病、子宫脱垂、子宫内膜增生、子宫内膜癌、宫颈癌等常见子宫疾病的发病原因、治疗手段以及对这些疾病长期管理的必要性，以期提高广大群众对各种子宫疾病的认知及长期管理的依从性，促使大众对女性生殖健康管理的认知发生转变，达到关注女性健康的目的。本书可供关注自身健康的女性阅读参考，也可供医务人员用于科普宣传。

图书在版编目（CIP）数据

子宫呵护手册/邓娟，曹云桂，杨凤云主编.

上海：上海交通大学出版社，2025.8. —ISBN 978 - 7
- 313 - 32427 - 6

Ⅰ.R711.74 - 62

中国国家版本馆 CIP 数据核字第 2025B8J410 号

子宫呵护手册
ZIGONG HEHU SHOUCE

主　编：邓　娟　曹云桂　杨凤云

出版发行：上海交通大学出版社　　　　地　　址：上海市番禺路 951 号

邮政编码：200030　　　　　　　　　　电　　话：021 - 64071208

印　　制：上海新艺印刷有限公司　　　经　　销：全国新华书店

开　　本：880mm×1230mm　1/32　　印　　张：4

字　　数：74 千字

版　　次：2025 年 8 月第 1 版　　　　　印　　次：2025 年 8 月第 1 次印刷

书　　号：ISBN 978 - 7 - 313 - 32427 - 6

定　　价：48.00 元

版权所有　侵权必究

告读者：如发现本书有印装质量问题请与印刷厂质量科联系

联系电话：021 - 33854186

编委会

名誉主编 甘晓卫

主　　编 邓　娟　曹云桂　杨凤云

编　　委（按姓氏汉语拼音排序）

阿依提拉克孜·阿不都克尤木　郝少华

贺天虎　姜　丽　雷　慧　李　芳　卢媛媛

唐江萍　谢梦琦　虞华驰　张　蕾　张　青

张　玉　张宇雨　张志霞　周　莎

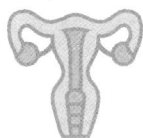

在我们生命的起点,隐藏着神秘而伟大的存在——子宫。这个承载生命的神奇器官,承载着我们的梦想、希望和未来。然而,在这个信息爆炸的时代,很多关于子宫健康的重要知识仍被忽视或误解。

《子宫呵护手册》的问世填补了这一空白,它不仅是一本科学的健康指南,更是一部关于女性身体和心灵的启示录。本书汇集了关于女性健康的智慧,为我们揭开子宫的神秘面纱,教会我们如何更好地呵护这个重要的器官。

通过本书,我们将重新审视自己的身体,重新连接与子宫的关系,重新思考健康和幸福的真谛。无论你是年轻的女性、准妈妈,还是已经进入更年期的女性,本书都将为你带来启发和帮助。让我们一起走进《子宫呵护手册》,探索女性健康的奥秘，为自己的生命注入更多的力量和智慧。

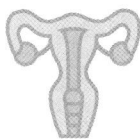

前言

　　子宫切除术是妇科常用术式,我国每年约有 100 万例患者因各种原因行子宫切除术,居世界之首。然而,子宫是女性的重要生殖器官之一,具有孕育胎儿、产生月经、免疫、内分泌等功能,行子宫切除术后,女性身体可能出现一系列问题。已有多项研究证实,子宫切除后会影响卵巢功能,从而导致一系列负面连带效应。子宫切除术对性功能的影响尚有争议,但是术后可能导致性欲减退、性交疼痛,从而影响性体验。

　　目前临床上子宫切除术常见的手术指征有:子宫肌瘤、子宫脱垂、子宫内膜异位症、子宫内膜癌、宫颈癌、子宫肉瘤、子宫内膜增生、妊娠相关性大出血等。事实上,很多疾病在发病早期,可以通过一些保守的方法进行干预和治疗,从而避免疾病发展至非常严重的地步。例如子宫内膜增生相关疾病为一个连续的疾病谱,在未进展为子宫内膜癌之前,可以通过孕激素的使用来保护子宫内膜,从而减缓甚至避免其进展为子宫内膜癌。由此可见，很多子宫疾病并不是只有子宫切除这一个结局，我们完全可以通过干预治疗，来避免这种情况的发生。但是在预防及干预治疗方面，大众还存在着认知与信息的偏差。专业的术语对大众可能过于晦涩和枯燥，从而限制了他们了解和获取这些知识的能力。这时候，通俗易懂、浅显生动的科普宣传变得十分重要且迫在眉睫。

本书通过通俗易懂的文字，分别介绍了子宫肌瘤、子宫腺肌病、子宫脱垂、子宫内膜增生、子宫内膜癌、宫颈癌等疾病的发病原因、治疗手段以及长期管理的必要性，旨在提高广大群众对各种子宫疾病的认知及长期管理的依从性，促使大众对女性生殖健康管理的认知发生转变，达到关注女性健康的目的。

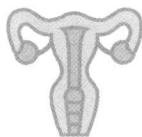

目 录

第一章
子宫的独白

我的名字最早出现在汉代的《神农本草经》中——"女子风寒在子宫,绝孕十年无子"。人们称我为"女性的象征""生命的摇篮",因为我不仅是女子排出月经的器官,还是孕育胎儿的地方。

1 我是谁,我在哪儿

早在女性胚胎发育的第 6 周,我就开始形成,在青春期时开始发育,逐渐成熟。从我成熟后,我就在不停地为胎儿搭建"摇篮","摇篮"由表面的功能层和底部的基底层组成。功能层的内膜就好比被褥,在胎儿到来之前,我要为它准备好温暖厚实的被褥,如果它没来,我就要定期把功能层的内膜脱落、排出,并重新准备,毕竟宝宝总不能睡在旧的被褥里。基底层就好比摇篮的底座,基底层不受卵巢激素周期性的调节,不会像功能层一样发生周期性的脱落。

我有着完美的"倒三角"体型,坐落于下腹部盆腔中央,膀胱与直肠之间,上面有子宫圆韧带拉着,两边有子宫主韧带、阔韧带牵着,后面有子宫骶韧带拽着,下面有盆底肌肉及筋膜托着,这样我就可以稳稳地待在盆腔中央。

2 我会生病

我的一生也逃不过"生老病死"的规律。我的身体可能长肌瘤,而且这个瘤子可能长在我身体的任何部位,因为没什么不舒服,我经常懒得去管它,结果一不小心这个瘤子就会长得很大很大,后面发生的事情就不太令人愉悦了。有时我很懒惰,懒惰到不想给孩子准备或更换"被褥";有时我很焦躁,焦躁到随意丢弃孩子的"被褥",这时候就会发生月经失调、子宫内膜增生性疾病,甚至是子宫内膜癌。还有一种叫子宫腺肌病的疾病,它会让我每次排出月经时好痛好痛,还会让我每次流好多血,也会让我的身体虚弱不堪。还有就是保护我的韧带也会受伤,也会变老,这个时候他们就会托不住我,我就会"掉下来",发生子宫脱垂……总之,没有谁的一生是一帆风顺的!

3 请不要轻易抛弃我

我虽然孕育生命,但是我不拖累生命,也就是说切掉我并不会威胁到主人的生命。所以在我生病的时候,我经常是最容易被抛弃的那个。其实我听说现代医学已经有了很大的发展,很多疾病并不一定要把我切除,甚至早期就开始治疗的话,我的病可以得到很好的控制。那么我都会生哪些疾病呢?

(1)子宫肌瘤。我最常见的烦恼非"子宫肌瘤"莫属。子宫肌瘤就是我身体里面长出来的一块肿块,有时候真的像块大石头,总是让我觉得有点沉重。有人说这些肿块是我的"肌肉"长错了地方,哈哈,我自己都觉得好笑!

不过,有时候这些肿块长得太大、太多,会让我觉得特别不舒服。我可能会让你觉得腹部胀痛、月经量增加,甚至可能导致月经不规律。

但是别担心,子宫肌瘤虽然有点烦人,但通常是良性的,不会影响健康。不过,有时候它们会长得太大、太快,就会影响你的生活,甚至影响你的生育能力。所以,要是发现我身上长了这些"石头",赶紧去找医生,看看怎么处理比较好。

其实,有时候我也想跟这些子宫肌瘤好好聊聊,说不定能谈出个结果,让它们离开我的身体。也希望你能多关爱、关心我,这样我才能干干净净。要记得常常体检,并且和医生好好沟通,对待子宫肌瘤不能大意,要时刻关注我哟!

(2)子宫内膜异位症。有一种叫作子宫内膜异位症的疾病,它其实就是我的一点点"叛逆"行为。

听着,我可是个很重要的器官,平时负责帮助你怀孕,还负责月经相关的事情。可是有些时候,我的内膜就会变得有点不听话,不像正常的月经一样从你的体内流出来,而是在我自己身体的其他地方"乱长",比如会长在卵巢、输卵管上,甚至是盆腔膜上。

这些"乱长"的内膜组织会跟正常的月经一样周期性地出血,但是因为它们无法从身体中排出去,就会导致疼痛、月经不调甚至不孕等问题。有时候,这些内膜组织还会形成囊肿,发生粘连,给身体带来更多的困扰。

虽然我是你身体的一部分,但是我也不能控制这些内膜组织的"叛逆",甚至可能会给你带来不少烦恼。所以,如果你出现了月经不规律、经期疼痛严重、排尿不畅、性交疼痛、不孕等情况,一定要及时去医院就诊,说不定就是因为我出了点"小问题"呢。

（3）子宫内膜增生。子宫内膜增生是我的另一大烦恼。女性月经周期性的来潮,就是我内膜周期性生长和脱落的过程,与女性体内雌激素和孕激素周期性的变化有关。正常的情况下,这个过程是有规律可循的。但是当体内激素水平出现紊乱时,内膜的生长和脱落就会变得混乱。这就可能会导致你来月经的间隔变短、持续时间加长、月经过多、出血不止,严重的话还会引发贫血。

值得注意的是,"冰冻三尺非一日之寒",内膜增生性疾病的变化是一个连续的疾病谱。从单纯性增生,到复杂性增生,再到不典型增生（也就是癌前病变）,最后发展为子宫内膜癌,是一个日积月累的过程。所以出现月经异常时千万不能大意,不要拖成癌症后追悔莫及。

（4）子宫脱垂。接下来我们来聊一聊我的另一个烦恼——子宫脱垂。俗话说:"脱垂不是病,脱下来真要命。"由于年龄增长、怀孕次数过多、过度用力等,我的支持结构会受到影响。就像橡皮筋使用时间久了会松弛一样,我也可能会"脱垂",也就是往下掉。当然啦,这可不是什么好玩的事儿。

当我"掉下来"以后,你可能会感觉到下腹部沉重、压力感增加,甚至会出现排尿不尽、尿频、尿失禁、性生活疼痛等问题。更糟糕的是,如果我脱垂的情况严重,还会引起阴道流出物增多、疼痛、感染等并发症。

所以,如果发现我有脱垂的迹象,可千万别掉以轻心哦,赶紧去找医生! 医生会根据我的具体情况,给出针对性的治疗方法,比如锻炼盆底肌、佩戴子宫托、手术治疗等。

（5）宫颈良性疾病。有时候我的"脖子"——宫颈,也会出点小问题。首先是宫颈炎,通常是因为感染或者长时间暴露在有害细菌下。其次是宫颈息肉,就是宫颈长了一些类似于肉芽的东西,看起来有点像蘑菇。总之,这些都是让我有点不舒服的问题。

虽然这些疾病听起来有点可怕,但是大多数情况下都是良性的,不会导致严重的后果。不过,也不能掉以轻心哦! 有时候这些疾病会引发一些不适的症状,比如不规律的阴道出血、疼痛、性交痛等,所以还是要及时去医院检查一下。

（6）癌。除了前面提到的"小麻烦"外，有时我可能会遇上一些"大麻烦"。

第一个"大麻烦"是宫颈癌，这家伙就像是潜伏的间谍，在我的宫颈上偷偷摸摸地长大。它是由感染人乳头瘤病毒（HPV）导致的，所以你得时刻注意卫生，定期做好宫颈癌筛查，包括宫颈 HPV 检查和液基薄层细胞学检查（TCT）/液基细胞学检查（LCT）。如果发现问题，一定要及时治疗，不然它会像小偷一样偷走我的健康。

第二个"大麻烦"是子宫内膜癌，这家伙有点像个坏水管，总是发生不规则的阴道流血、排液。它通常是因为子宫内膜细胞的不正常增殖而形成的。所以你要注意保持健康的生活方式，少吃垃圾食品，多运动，保持心情愉快，让我的内膜细胞都健康，不给它们不正常增殖的机会！

说了这么多的"问题"和"麻烦"，相信大家心中仍然有很多的疑问，如为什么会生这些疾病？生了病该怎么办？有没有什么方法能预防这些疾病的发生？不要急，下面就让我们一起打开这本《子宫呵护手册》，来看看如何解决这些问题吧。

第二章
子宫秘密知多少

1 子宫小课堂：揭秘子宫的构成

嗨，我是子宫，先跟大家聊聊我的结构吧！

我的外形像一个翻转的梨子，只有一个鸡蛋那么大，位于女性的盆腔。我主要由子宫体和子宫颈两个部分组成，宫腔为倒置三角形。

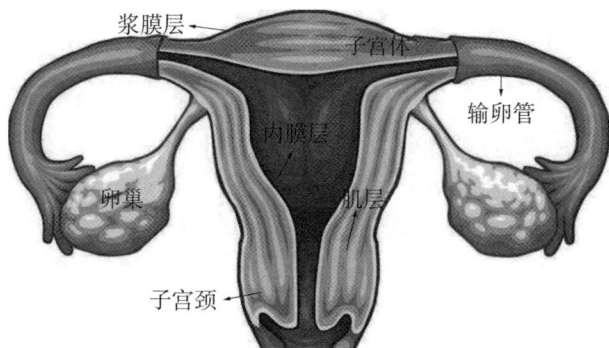

我的主体部分是子宫体,负责容纳和孕育胚胎。我主要由三层组织构成:内膜层、肌层和浆膜层。内膜层覆盖在内部的表面,它会随着女性体内激素水平的变化而发生周期性的变化,从而形成女性的"老朋友"——月经。如果怀孕了,我的内膜就会变得又厚又软,为受精卵的着床和生长提供一个合适的环境。中间层就是肌层,这一层由平滑肌组成,能够收缩和扩张,为孕育胎儿提供支撑。最外层是浆膜层,它就像我的外衣,包裹在我的表面,保护我不受外界伤害。

我的子宫颈就像一个门户或通道,上面连接着子宫体,下面打开通向阴道。平时我会把自己紧紧关闭着,只在特定时候打开这个通道,比如月经来潮时排出内膜,或者分娩时让宝宝通过。

我的形状和结构使我特别适合容纳和保护胚胎,这也是我最重要的功能嘛。不过现在科技发达,如果我发生了问题,也有别的办法让女性实现当妈妈的梦想。

最后,作为子宫,我每天都在辛勤工作,在这个过程中既有欢乐也有痛苦。希望大家都能正确认识和尊重我这个重要的生殖器官,呵护我,珍惜生命的奇迹。

2 月月顺心课:聊聊什么是月经

月经,老百姓俗称"大姨妈""老朋友",你是否好奇它的来龙去脉?接下来,让我们一起来聊聊我们的"老朋友"。

月经是我们女性特有的生理现象，是子宫在激素和神经系统的双重调控下，按照一定的周期进行的一种生理活动，通常每个月来一次。月经的本质就是子宫内膜的周期性脱落。

那么子宫内膜为什么会发生周期性的脱落呢？说到这个，我们就不得不来认识一下我们女性生长发育阶段中非常重要的两类激素——雌激素和孕激素。简单来说，雌激素促进子宫内膜生长。在月经间期的时候，孕激素的加入会促进子宫内膜从增殖期转变为分泌期。这时候我们的内膜会变得更加松软肥厚，为受精卵的着床做好准备。但是如果没有受精卵着床，雌、孕激素水平则开始下降，子宫内膜脱落，表现为月经来潮。

3 月月顺心课：正常的月经什么样

（1）月经的周期。我们通常把月经出血的第一天称为月经周期的开始，两次月经第一天的间隔时间称为一个月经周期。在印象中，女性的月经周期时间应该是 28 天吧？月经怎么可能老老实实地 28 天来一次呢？事实上，这个时间是不断变化的，少数情况会短些，多数情况下更长些。正常的月经周期通常为 21~35 天，经期持续时间为 2~7 天。

（2）月经的流量和颜色。"我这次的月经量很多啊！我会不会失血过多？""天啊，我的月经量太少了！我是不是要提前绝经了？"到底怎样的月经量算正常呢？正常月经的量因人而异，但通常每个月的总量在 20~80 毫升之间。近几年,世界卫生组织已经取消了月经量的量化指标,而是以是否影响生活和工作等更为主观的感受来评判月经过多或过少。

(3)月经血的主要成分。很多女性朋友会有一个误区,说经血可以排毒,或月经是"脏东西"。事实上,经血的成分中,95%是静脉血和动脉血,其余是组织间渗出的液体和细胞碎片、炎性细胞、宫颈黏液及脱落的阴道上皮细胞。经血中含有前列腺素及来自子宫内膜的大量纤维蛋白溶酶。纤维蛋白溶酶对经血中的纤维蛋白有溶解作用,故经血一般呈不凝状态。有人则会问:"为什么我的经血很黑?""为什么这次经血好红呀?"一般情况下,经血的颜色都是暗红色的,很多女性担心这是疾病。其实血红蛋白携带的铁原子、出血的量和速度都会影响经血的颜色变化。没有凝结的经血如果很快排出体外,颜色就是鲜红的;而后排出的经血,因为凝固和氧化的原因,会呈现为暗红色,甚至黑色。所以女性朋友不必太在意经血的颜色!

4 月月顺心秘诀:经期保养的小技巧

月经期是女性每个月都要经历的正常生理现象。在月经期间,女性身体会发生一定程度的变化,同时也会有一些需要注意的事项。

(1)不节食。月经期间,女性的体重会受到一定的影响。一些女性在月经前期会感到食欲不振,而另一些女性则会食欲大增。然而,如果你想控制自己的体重,记住不要过度节食,长期受饿会导致脑垂体功能衰退,结果就是卵巢等生殖器官"罢工",内分泌紊乱。在月经期间,适当的轻度运动可以帮助你控制食欲并保持健康。

(2)放松心情。月经期间,女性的情绪也会发生变化。一些女性会感到烦躁、焦虑不安或情绪化。试着保持积极的态度,做一些喜欢的事情来缓解情绪。如果感到情绪不稳定,可以尝试与朋友或家人聊天来缓解情绪。

(3)不要熬夜。在经期,女生的抵抗力本来就比较低下,而且容易疲劳。如果在这个时候还熬夜的话,身体的免疫力会更差。身体比较弱的女性在这一时期还容易患呼吸道疾病或消化道疾病。一般来说,人的皮肤在夜间十点到两点处于最佳保养状态,经期熬夜更容易导致女性内分泌失调,内分泌失调会加重皮肤暗沉、发生粉刺、黄褐斑等问题。女性长期熬夜,会导致身体原有的生物钟发生改变,从而导致身体节律发生紊乱。这种紊乱容易导致一系列内分泌功能失调,进而影响女性的排卵周期。所以要注意休息,保证充足睡眠,不熬夜。

(4)适当工作。月经期间,女性可能会感到身体疲劳和不适,但这并不意味着需要停止工作。如果你需要休息一下,可以在家中休息或请假,但不要完全不运动。做一些轻松的活动可以帮助你缓解疲劳和不适,每天呼吸新鲜的空气,做一些运动,如散步、慢跑、跳舞等,不但可以放松心情,转移注意力,还能增强身体的素质,控制体重。

（5）保持良好的卫生习惯。在月经期间,应穿棉质内裤、宽松的衣服,以确保透气,并尽可能经常更换卫生棉。卫生棉的使用时间每次不超过 4 小时,以减少皮肤与湿卫生棉的接触。当月经血量较大时,应增加更换卫生棉的次数。在月经期间,女性也应该注意洗澡。但月经期间洗澡要注意,不要使用浴缸,应使用淋浴,以降低感染的风险。

（6）避免性生活。在月经期间,女性阴道内的分泌物比较多,同时这个时期由于经血的排出,宫颈口处于开放的状态。如果在这个时候进行性生活,就很容易感染细菌,甚至上行感染至子宫,导致妇科疾病的发生。同时,性生活也会让女性的子宫受到刺激收缩,加重痛经症状。因此,建议女性在月经期间避免性生活。

除了月经本身外,还有一些与月经相关的谣言和误解。比如说,有些人认为喝咖啡会导致月经停止,有些人则认为吃冷饮会让月经量减少。其实这些说法都没有科学依据。月经来潮是由激素控制的,而咖啡因和冷饮并不会直接影响激素水平。

总之,月经来潮是一个自然而然的过程,它代表着女性生殖系统的正常运作。虽然有时候它可能会让人头疼或尴尬,但是只要你了解它的来龙去脉,就不会再被它困扰了。让我们告别月经带来的烦恼,迎接"老朋友"每个月的到来吧!

第三章
子宫肌瘤那些事儿

什么是子宫肌瘤？你可以把它想象成我的"超级豪华"肌肉集团。前面说到，我的身体大部分是肌肉组织。当我的肌肉细胞发生异常，开始无节制地增殖，就会形成肌瘤。

子宫肌瘤的发病率难以准确统计，育龄期妇女的患病率约为25％。因为有很多女性患有子宫肌瘤却没有任何症状，甚至终身不需要治疗，所以无法准确统计。根据尸体解剖统计，子宫肌瘤的发病率可达50％以上。子宫肌瘤的病因目前也尚未明了。但是研究发现，年龄大于40岁、初潮早、未生育、晚育、肥胖、多囊卵巢综合征及子宫肌瘤家族史等都是子宫肌瘤的高危因素。

虽然确切的病因不是很清楚，但是，亲爱的朋友们，不要担心！一旦发现我的肌瘤"朋友"搬进来了，你们就去看医生，他们能够设计出最恰到好处的方案来对付它们。

1 子宫肌瘤全解析：什么样的肌瘤最"懂事"

子宫肌瘤的大小、数目及生长的位置多种多样。那么什么样的子宫肌瘤是最懂事的呢？要想回答这个问题，我们需要了解一下子宫肌瘤的分类以及不同类型的子宫肌瘤所引起的临床症状。

我们先来看看子宫肌瘤都有哪些"花样"。按照生长的部位，子宫肌瘤可以分为子宫颈肌瘤及子宫体肌瘤，顾名思义，就是长在子宫颈的肌瘤（10%）和长在子宫体的肌瘤（90%）。而根据肌瘤与子宫壁的关系，又可以分为肌壁间肌瘤、黏膜下肌瘤、浆膜下肌瘤以及阔韧带肌瘤等。就好比人的性格有"内向型""中庸型"和"外向型"一样，它们也各有各的特点和表现。

然后我们来说说肌壁间肌瘤。肌壁间肌瘤是我们比较常见的一种肌瘤，它就像长在墙壁里的石头一样，当它不是很大的时候，我们的身体往往不会感觉到不适，经常是在常规体检的时候才发现它的存在。当它不是很大（通常小于5厘米），且没有引发我们身体不适的情况下，不需要特别处理，只要定期做B超观察一下就好。但是如果短时间内它突然变大了，或者引起了月经量多等不适，或者影响到怀孕，这个时候就不能再放任它"逍遥自在"了。

接下来我们再聊聊黏膜下肌瘤。它比较淘气，不愿意闷在子宫的"墙壁"里，而非要跑到子宫里面，也就是宫腔内。之前我们提到过，子宫的宫腔表面覆盖着子宫内膜，子宫内膜的周期性脱落就会形成月经，同时子宫腔也是胚胎孕育和生长的地方，所以当这个"调皮鬼"捣乱时，我们可能会表现出月经不调、经期过长或者月经量大。有时候还会使怀孕计划"泡汤"，真是"捣乱鬼"啊！

此外还有浆膜下肌瘤。这种类型的肌瘤靠一个"瓜蒂"连接在子宫的表面，也就是说这个肌瘤完全长在了子宫外面，仅靠一个较细的蒂部与子宫相连。一般情况下它比较"懂事"，因为它不会引起我们月经的改变，也不会影响受孕。通常情况下呢，它只是懒洋洋地待在那里，但是当我们过分活跃时，它也会发生扭转。这种扭转会引起剧烈的腹痛，让人感觉像是被突然袭击了一样，严重的时候还会导致肌瘤坏死或出血。

最后，我们再说说阔韧带肌瘤。这个家伙隐藏在子宫外面。它有可能长得比较大，当它压迫到周围器官的时候，则会导致腹部胀痛、排尿不畅，甚至便秘。

说了这么多，大家看出什么样的肌瘤最"懂事"了吗？其实大部分的肌瘤还是比较"懂事"的，当它们"懂事"的时候，我们可以跟它们和平共处，但是一旦它们变得"不懂事"，也就是出现短时间内变大，有恶变的风险，或是引起了月经改变，出现了压迫症状，导致不孕等，我们就该动手整治了！

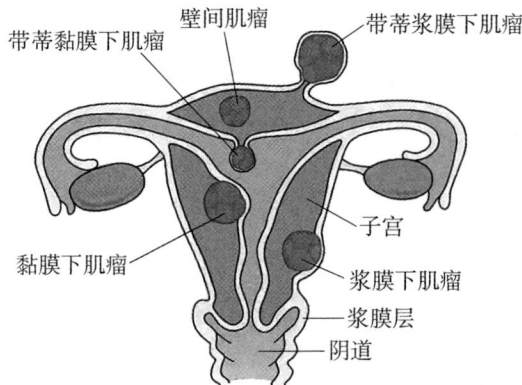

带蒂黏膜下肌瘤　壁间肌瘤　带蒂浆膜下肌瘤

黏膜下肌瘤

子宫

浆膜下肌瘤

浆膜层

阴道

2 长了子宫肌瘤可以吃鸡肉吗

在人类医学研究中，子宫肌瘤一直是一个备受关注的话题。然而研究发现，食用家禽，尤其是母鸡，可能与子宫肌瘤的发生发展有一定关系。这项发现引起了广泛关注，但同时也引发了争议。下面我们就来说说，吃鸡肉到底会不会引起子宫肌瘤？

要回答这个问题，首先我们要了解子宫肌瘤的形成原因。事实上，子宫肌瘤的形成与多种因素有关，包括激素水平、遗传、生活习惯等。而关于食物与子宫肌瘤的关系，目前科学界并没有确凿的证据表明某种特定的食物可以直接诱发子宫肌瘤。

目前已有的研究尚不能证明食用鸡肉是导致子宫肌瘤发生的直接原因。同时，我们也需要认识到，子宫肌瘤的形成是多因素共同作用的结果，不能简单地归咎于单一因素。

事实上,鸡作为一种家禽,因为谐音,被大众将食用鸡肉与子宫肌瘤的形成联系起来。但是也有一些不良商家,在养殖过程中为了促进鸡的生长和增加肉质产量而在饲料中添加生殖激素,如果长期食用这类鸡肉,确实会对人体健康产生不良影响。近年来,食品安全问题已经受到广泛关注,家禽在养殖过程中会受到严格的卫生监管,因此这方面的风险也相对较低。

　　当然,这并不意味着我们可以完全忽视食物对健康的影响。一些研究表明,高脂、高糖、高盐的饮食可能与一些女性激素相关疾病的发病风险增加有关,这其中包括子宫肌瘤。因此,保持均衡的饮食和健康的生活方式是预防子宫肌瘤的重要措施之一。

　　鸡肉是一种营养丰富的食物,含有高质量的蛋白质、维生素和矿物质。鸡肉中的蛋白质容易被人体吸收利用,有助于维持身体健康。

　　总之,吃鸡肉本身并不会直接诱发子宫肌瘤。我们应该注意饮食健康,保持均衡的饮食和生活方式,以预防子宫肌瘤等疾病的发生。

3　子宫肌瘤攻坚战:我们多样化的手段

　　子宫肌瘤是一种常见的妇科疾病,在育龄期妇女及绝经后女性中的发病率比较高。其中大部分女性是体检或者妇科检查超声时发现患有子宫肌瘤的。一些肌瘤可能不会引起任何症状,但一些肌瘤可能会导致月经量多、经期延长、压迫膀胱、肠道症状、盆腔疼痛和生育问题等一系列不良影响。那么是不是所有的子宫肌瘤都需要手术治疗呢?接下来我们就来看一下"对付"肌瘤,我们都有哪些手段。

(1) 观察和随访。对于较小的子宫肌瘤,医生可能会建议选择定期观察和随访。因为它们可能不会引起症状或产生有害影响。一般建议 3～6 个月进行一次 B 超检查,当发现子宫肌瘤快速增大或导致疼痛、月经不规则、压迫膀胱或出现肠道等症状时,就需要考虑手术治疗了。

(2) 药物治疗。药物治疗可以用于减轻子宫肌瘤引起的症状或减小肌瘤,包括口服药物或注射药物,如米非司酮、非甾体抗炎药、止血药、复方口服避孕药或促性腺激素释放激素类似物(GnRHa),以及中医药治疗等。需要强调的是,由于个体差异大,用药不存在绝对的最好、最快、最有效。除常用的非处方药外,应在医生指导下充分结合个人情况选择最合适的药物。

药物治疗主要用于以下情况:①存在月经过多、贫血和压迫症状,但不愿意接受手术治疗者;②在手术前服用药物纠正贫血、缩小肌瘤和子宫体积;③多发性子宫肌瘤切除术后服用一定药物预防肌瘤再复发;④由于特殊原因不能手术治疗者。

(3) 手术治疗。对于较大或引起明显症状的子宫肌瘤,手术是必要的选择。一般以下情况建议行手术治疗:

①因子宫肌瘤导致月经过多、异常出血、贫血,经过药物保守治疗无效者;②因子宫肌瘤导致不孕、反复流产等生育问题;③子宫肌瘤直径>4 cm,但有生育需求;④子宫肌瘤过大,压迫膀胱、直肠等引起一系列症状,严重影响正常工作、生活;⑤严重腹痛、性交痛或长期慢性腹痛、子宫肌瘤蒂扭转引起急性腹痛;⑥绝经后女性子宫肌瘤继续生长者或可疑有恶变。

手术治疗包括子宫肌瘤切除术、子宫切除术等。具体手术可以通过宫腔镜、腹腔镜以及经自然腔道手术完成。对于那些仍有生育意愿的妇女,子宫肌瘤切除且保留子宫的方式应被优先考虑。对于年龄较大或已没有生育意愿的患者,子宫切除术可能是一个更常见的选择。尽管子宫肌瘤是一种非恶性的肿瘤,但如果它严重影响患者的生活质量,无法通过其他治疗方法控制,那么切除子宫可能是必要的选择。

（4）介入性治疗。介入性治疗是一种非常规手术治疗方法,包括子宫动脉栓塞术(UAE)、高强度聚焦超声(HIFU)、微波消融术等。UAE 通过阻断子宫动脉及其血管分支,减少肌瘤的血供,延缓肌瘤的生长,以达到缓解症状的目的。

HIFU 也叫"海扶刀",在超声或磁共振引导下,利用高强度超声波作用于肌瘤,导致其坏死,逐渐吸收和瘢痕化,是一种无创治疗,适用于要求保留子宫的患者。但有肌瘤残留、复发及损伤周围器官的风险。

微波消融术是指通过微波聚焦于体内，作用于子宫肌瘤瘤体上面，使瘤体组织内的温度升高，而导致蛋白质变性坏死，组织出现水凝固、缩小，最后慢慢消失。这种方法一般适用于单发、较小的肌瘤。

（5）中医治疗。中医在子宫肌瘤治疗中也有一定的作用。常用的方法包括中药调理、针灸等。一些患者也会选择中西医结合治疗，以期获得更好的综合疗效。此外，一些妇女还可以采取自我管理的方法来帮助缓解肌瘤引起的症状，例如良好的生活习惯、均衡的饮食、适量运动和减轻压力等，这些对治疗子宫肌瘤都有一定的辅助作用。

总的来说，治疗子宫肌瘤的方法非常多样化，选择合适的治疗方式需要综合考虑患者的年龄、症状、肿瘤性质以及生育意愿等因素。患者在接受治疗之前，应当积极与医生沟通，充分了解各种治疗方案的优缺点，制订适合自身情况的治疗方案。同时，定期的体检和随访也对子宫肌瘤的治疗和康复非常重要。

4 子宫保卫战：探秘子宫肌瘤剥除术

子宫肌瘤剥除术是一种常见的治疗子宫肌瘤的方法。具体手术过程在大家的心中是什么样子的呢？一说到手术，我们的脑海里呈现的肯定是冷冰冰的手术器械和戴着口罩的医生。其实手术并没有那么可怕，下面让我们一起来探秘子宫肌瘤剥除术的相关信息吧。

首先是术前准备，在进行子宫肌瘤剥除术之前，医生会进行详细的检测和评估，包括妇科专科检查、超声波检查、CT或MRI扫描以及血液相关指标检测等，以确保患者的身体状况可以承受手术。此外，医生还会了解患者的病史、症状和生活习惯等。最终会和患者及家属沟通后确定手术方案，并告知详细的手术风险并进行一系列术前谈话、签字。麻醉医生也会在接到医生手术通知单后对患者进行术前访视，详细了解患者情况并进行术前手术麻醉风险评估。护士也会在术前做脐孔、皮肤及其他部位的清洁准备，有时也需要进行肠道准备。

子宫肌瘤剥除术可以通过腹腔镜手术、开腹手术或经自然腔道手术进行。①腹腔镜手术是一种微创手术。通过在腹壁上开几个"小孔"，插入镜头和手术器械进行手术。术后恢复快，术后疼痛和并发症较少。现在更有经脐部的单孔腹腔镜手术，仅在脐部做一个长约2 cm的小切口，利用脐部的自然凹陷，术后伤口愈合后不影响腹部美观，对广大爱美女性来说是一个福音。②开腹手术则是通过在腹部正中开一个较大的切口进行手术，术后疼痛可能会比较明显，腹部伤口瘢痕也比较明显，目前临床上已不做常规选择。③经自然腔道手术则是通过宫腔镜或经阴道腔道完成手术，术后体表没有伤口，达到了真正的微创。具体选择哪种手术方案，需要医生根据肌瘤的位置和大小来进行个性化的选择。④宫腔镜下黏膜下肌瘤电切术，适用于宫腔镜内的肌瘤,无疤痕,术后恢复快。

在开始肌瘤剥除术前,医生可能会在子宫肌层注射宫缩剂、血管收缩药物或使用子宫血管临时阻断的方法来减少术中出血。手术医生需要先探查子宫肌瘤所在的位置、大小、数目,然后在合适的位置做手术切口,暴露肌瘤包膜后,就可以小心翼翼地将子宫肌瘤从假包膜中剔除,再缝合肌瘤创面。有时候因为一些特殊情况,比如肌瘤过多、出血多、特殊类型子宫肌瘤、子宫肌瘤恶变等,可能需要更改手术方式。手术后患者需要在医院接受恰当的护理和监测。

在恢复期间,患者需要遵循医嘱,控制饮食,避免剧烈活动和性生活,定期复查以确保康复情况。在子宫肌瘤剥除术后,患者还需要注意不要太过劳累,注意休息,特别是在生理期的时候。饮食上也要注意,可以多吃些蔬菜、瓜果,少吃辛辣食物。有怀孕计划的女性朋友也需要注意,由于子宫肌瘤剥除术后,子宫上形成了瘢痕,一般手术医生会根据创面的大小,建议术后严格避孕的时间。如果是肌壁间肌瘤,一般建议避孕至少1年以上,如果是带蒂的浆膜下肌瘤,子宫创面较小,有可能术后半年就可以开始备孕了。

总体来说,子宫肌瘤剥除术是一种安全有效的治疗子宫肌瘤的方法,能够帮助患者缓解症状、减轻疼痛,并有助于恢复生育能力。然而,每位患者的具体情况会有所不同,所以在接受手术治疗之前,患者应当积极与医生沟通,了解手术的风险和禁忌证,以便做出明智的决策。

第四章
探秘子宫腺肌病

1 子宫里的不速之客：子宫腺肌病的发生与发展

经常有患者问：为什么会得子宫腺肌病？得了这个病会有什么症状和危害？首先我们先来了解一下什么是子宫腺肌病。子宫腺肌病是妇科常见病之一，是子宫内膜侵入到子宫肌层内引起的良性病变。多发生于30～50岁的女性，其中15%的患者可同时合并子宫内膜异位症。主要的症状是经量过多、经期延长和（或）逐渐加重的痛经。子宫腺肌病对女性朋友心理上和生理上的危害远远大于疾病本身。接下来就让我们来聊聊子宫腺肌病的发生与发展。

前面我们讲到了在子宫腔的内部覆盖着一层子宫内膜，它受激素水平的影响发生周期性的生长与脱落，从而形成月经。而在子宫内膜生长的过程中，一些女性会出现子宫内膜不仅生长在子宫腔内，还会生长在子宫肌层内，甚至在子宫壁外的情况。这种异常的生长会伴随着子宫内膜组织的炎症反应，从而引起疼痛、月经不调等症状。

有研究表明，子宫腺肌病的发病机制可能与激素失衡有关。在月经周期中，子宫内膜组织会受到雌激素和孕激素的调控，以便形成和周期性地脱落。然而，如果激素水平失衡，就可能会导致子宫内膜组织生长异常，进而形成子宫腺肌病。

另外，遗传因素也被认为在子宫腺肌病的发病机制中起着重要作用。如果家族中有人患有子宫腺肌病，那么患病风险也会相应地增加。遗传因素可能影响子宫内膜的生长和修复过程，使得其易受到激素调控失衡的影响。

2 子宫腺肌病的小秘密：发病的高危因素

（1）妊娠及分娩史、宫腔操作史（如人工流产、诊刮、宫腔镜手术等）、子宫手术史（如子宫肌瘤剥除术等）。

（2）生殖道畸形导致生殖道梗阻的病史。

（3）子宫腺肌病或子宫内膜异位症家族史。

（4）其他疾病史，如高催乳素血症等。

3 子宫腺肌病的自白：临床症状与表现

（1）进行性加重的痛经。

（2）月经过多和（或）经期延长。

（3）不孕。

（4）妇科检查，常可扪及子宫增大，呈球形，或有局限性结节隆起，质硬且有压痛，经期压痛更为明显。子宫常为后位固定，活动度差。如患者具有典型的临床表现，可以临床诊断。

（5）影像学检查，主要包括超声、MRI 及 CT 检查。常见子宫增大、子宫前后壁不对称性增厚，多以子宫后壁及宫底增厚为著，子宫肌层回声明显不均、粗糙。

（6）实验室检查，主要是血 CA125 水平升高。

4 子宫腺肌病的健康之路：如何治疗

子宫腺肌病的治疗方案取决于患者的年龄、症状的严重程度和生育要求，药物治疗时需注意个体化与规范化结合、长期疗效与不良反应兼顾。

目前可用于子宫腺肌病治疗的药物主要有以下几种：

（1）非甾体抗炎药（NSAID）。主要用于缓解子宫腺肌病的疼痛，以及减少月经量。不良反应主要为胃肠道反应，偶有肝肾功能异常。长期应用要警惕胃溃疡的可能。

（2）口服避孕药。口服避孕药中的孕激素对于内膜异位症、腺肌病等具有缓解作用。不便之处则是需要长期坚持口服，40 岁以上的患者往往不推荐长期使用口服避孕药。

（3）口服孕激素类药物。可缓解子宫腺肌病的疼痛，以及减少月经量。其中，地诺孕素这类药物可以有效抑制内膜异位症、腺肌病的病灶,是治疗腺肌症一个很好的方法。不良反应主要是子宫不规则出血,其他少见不良反应包括体重增加、头痛、乳房胀痛等。

(4) GnRHa。优点是有效、快速缓解疼痛、治疗月经过多及缩小子宫体积,但不良反应是低雌激素血症引起的绝经相关症状如潮热、阴道干燥、性欲降低、失眠及抑郁等,长期应用则有骨质丢失的可能。

(5) 左炔诺孕酮宫内缓释节育系统(LNG‐IUS)。LNG‐IUS 也叫曼月乐环,放置在子宫内,可以局部释放孕激素,没有生育要求且子宫不大的人可以尝试。曼月乐环的效果可以维持 5 年,可以有效缓解痛经并且改善月经量大的症状。临床应用表明,曼月乐环对子宫腺肌病痛经、慢性盆腔痛和月经过多均有效,已经得到多个指南的推荐及患者的认可,可作为月经过多的子宫腺肌病患者的首选治疗。不良反应为月经模式的改变,包括淋漓出血及闭经;子宫腺肌病患者中曼月乐环使用后的脱落和下移时有发生,使用前应让患者充分知情。可行曼月乐环宫内固定术。

小贴士

曼月乐环的放置时机

(1) 直接放置。可于月经来潮的 7 d 内,避开月经量多时放置。

（2）对于子宫过大、重度痛经或严重贫血患者，可在 GnRHa 预处理后再放置。

（3）术中放置。对于月经不规律或影像学提示子宫内膜异常者应在放置前诊刮或进行宫腔镜检查以排除子宫内膜病变。

除了以上这些方法，子宫腺肌病的保守治疗方法还有选择性子宫动脉栓塞术也是一种新型的技术。选择性子宫动脉栓塞术具有不开刀、创口小、无痛、恢复快、保留子宫的优势。

5 子宫腺肌病的健康秘籍：日常保养需注意什么

常常有人会问："子宫腺肌病患者平时需要注意什么？""听说吃豆浆会加重子宫腺肌病？""能吃桂圆红枣等食物吗？"还有患者说："吓得我不敢吃鸡蛋和海鲜了。""得了这个病，不敢和老公同房了。"

俗话说，七分靠治疗，三分靠调理。子宫腺肌病的病因不是非常明确，我们医生也很难进行针对性的健康指导。那有人会问：得了子宫腺肌病真的无能为力了吗？其实不然，对于这个病医学界还是有一些共识的，大家并不是"两眼一抹黑"，可以结合临床经验给出一些有益的生活健康指导,比如哪些食物最好不要吃,哪些事情最好不要做,做什么是有益的,哪些措施可以减轻痛苦,什么情况下会增加疾病风险等。

首先心态很重要。其实无论患了什么病,医生都会强调这一点。平时生活中当有人被检查出有重大疾病时,他的家人就会瞒着他,还故作轻松地劝慰他,得的是小病,不严重,过一段时间就好了。其实这种善意的谎言就是考虑到了患者的心理承受能力,因为人在面对突如其来的疾病时很容易变得手足无措,一蹶不振,甚至心理防线彻底崩溃。如果患者陷入这种低迷的状态,不仅不利于疾病的治疗,反而会加速病情的发展。

其次是不熬夜。随着网络的飞速发展、智能手机的普及,很多人上网都没了节制,不知不觉就到了凌晨。建议子宫腺肌病患者晚上 11 点之前尽量上床睡觉,不要拖太晚,充足的睡眠才是身体健康的基本保证。

最后是不要着凉。有些女孩子月经期间去游泳、被雨淋或穿得很少,结果发现月经量变少或颜色不正常。这些可能是因为子宫受到寒冷刺激导致的。所以女性一定要保护好自己,不要受凉、受冷。一定要注意防寒保暖,健康才是第一位。

6 子宫腺肌病的小秘密:生了腺肌病不能性生活

性生活怎么办？很多女性有个误区,那就是听说子宫腺肌病和子宫有关系，就认为得了这个病就不能进行性生活了。这种认识是不对的。正常的性生活对女性内分泌调节是有帮助的，对身体健康也是有积极作用的。所以子宫腺肌病患者完全可以和正常人一样进行性生活。但是月经期及月经前后一两天最好不要同房，因为这时候很可能会加重病情的发展（健康的人也不建议经期同房），非经期就不用顾虑太多了。所以大家不要过于担心。

总的来说，子宫腺肌病的发病机制是一个复杂的过程，涉及激素调控、遗传因素等多个方面。只有深入研究这些机制，我们才能更好地预防和治疗子宫腺肌病，让更多的女性远离这一困扰。希望通过更多的科普推广，让更多人了解子宫腺肌病，关爱女性健康。

⑦ 死不了的良性癌——子宫腺肌病的长期管理策略

听说子宫腺肌病被认为是"良性癌"，只要有月经是治不好的疾病。正是这回事吗？

不同于子宫肌瘤，子宫腺肌病的病灶弥散性分布在子宫肌层上，每次月经期间也会像正常的子宫内膜腺体一样出血，但由于出血不畅，导致难以忍受的痛经症状，而且还是渐进性的，一次比一次疼，同时还伴有子宫增大、月经量增多、经期延长的情况。

子宫腺肌病往往会导致难以怀孕，如果不采取措施干预，只会越来越严重。所以对于有生育要求的子宫腺肌病患者来说,越早怀孕越好,如果怀孕比较困难,可以尝试采取人工助孕的方法。

子宫腺肌病的病因不清,保守性治疗的效果不能令人十分满意,还存在诸多争议。药物治疗的疗效是暂时性的,停药后症状复发,因此被认为是"良性癌",需要长期管理。

8　子宫内膜异位症的长期管理策略

子宫腺肌病是属于子宫内膜异位症这个大家庭。当内膜组织"钻"进了子宫的肌层里,那么就形成子宫腺肌病。内膜组织还可能在卵巢、输卵管、肠道甚至肺部"定居"。异位的内膜同样会随月经周期出血,形成囊肿(如巧克力囊肿)或粘连,引发痛经、性交痛、不孕等问题,这就是子宫内膜异位症。

1)子宫内膜异位症为什么需要长期管理呢

子宫内膜极具生物活性,它可以每个月周期性的剥脱一次并重新生长更新一次。由于它们喜欢到处乱跑的特性像极了癌细胞,所以子宫内膜异位症又被称为"不死的癌症"。子宫内膜异位可以形成炎性环境及盆腔的广泛致密粘连,它常常驻扎在肠管、泌尿生殖系统等重要器官,从而导致痛经、盆腔痛、性交痛、不孕,经期加重的腹泻、便秘、排便痛,以及经期加重的尿急、尿频、尿痛等。还可驻扎在盆腔以外的地方,如腹壁、脐、肺、肝、胆囊、中枢神经系统、乳腺等部位,可导致相应脏器出现与月经周期相关的出血和疼痛,例如腹壁局部出现周期性疼痛和肿块(腹壁内膜异位症)、经期咯血(肺或胸膜内膜异位症)、周期性肝区疼痛(肝内膜异位症)、周期性鼻衄(鼻黏膜内膜异位症)等,目前为止的研究报道,只有脾脏没有发现过子宫内膜异位症。

　　子宫内膜异位症和子宫腺肌病同属一大类疾病,通常合并存在,危害大、难根治、易复发,5年随访发现术后复发率竟高达50%。其原因在于内膜异位症病因不明且难以根除,不是做一台手术、吃一副药就能彻底和这个疾病说再见的。如果不去好好地管理它,它就会"死灰复燃",所以患者和医生都必须明确认识到,子宫内膜异位症就像高血压、糖尿病一样属于一种慢性病,需要长期管理。必须强调的是,成功的治疗不仅取决于医生做出正确的诊断和选择合适的治疗药物,患者对治疗的依从性同样非常重要,患者应该积极配合医生治疗,定期检查、长期随访,做自己的健康管理专家。

　　2)子宫内膜异位症长期管理的战略目标是什么呢

　　子宫内膜异位症可能在女性的20岁、30岁甚至40岁的时候来拜访。不同的子宫内膜异位症的"脾气"不尽相同,而不同患者所处的人生阶段、面临的问题和需求也不尽相同,因此子宫内膜异位症管理战略目标也应因人而异、因时而异。除了控制病灶继续生长,缓解疼痛,从而让女性有尊严、自信地生活,还要注重生育力的保护,帮助她们在生育年龄如愿、顺利地成为母亲,即使进入围绝经期,仍需坚持随诊,警惕和早期发现子宫内膜异位症囊肿的恶变。

3) 子宫内膜异位症长期管理的"战术"有哪些

有了总体的战略目标,我们再来谈谈"战术"。总体来说,可以分为手术和药物两种"战术"。对于范围不大、没有明显症状的子宫内膜异位症,可以采取相对保守的治疗控制病灶长大,对于导致疼痛、生长过快、导致不孕及有恶变倾向的子宫内膜异位症则应采取稳准狠的方法。当然治疗方案的选择要结合患者的年龄、生育要求、病变范围及症状严重性、既往治疗情况及患者的意愿来综合考虑。

4) 子宫内膜异位症相关疼痛的长期管理

世界上有一种痛叫"痛经",治疗子宫内膜异位症引起的痛经需要区别对待治疗。

青春期子宫内膜异位症患者疼痛的控制以药物治疗为主,口服避孕药是一线药物,对于年龄<16 岁的患者也是安全、有效的。GnRHa 也用于青少年子宫内膜异位症的治疗。对于有生育要求的子宫内膜异位症相关疼痛患者,未合并不孕及附件包块直径<4 cm 者,首选药物治疗;合并不孕或附件包块直径≥4 cm 者,考虑手术治疗;药物治疗无效者,可考虑手术治疗。对于有生育要求患者,术后应该明确建议并帮助患者积极妊娠,怀胎十月加上哺乳期,十几个月不来月经,异位内膜不再周期性脱落,所以妊娠可是对抗子宫内膜异位症的法宝。对于无生育要求的患者的术后长期管理应包括药物治疗、定期随访、健康教育、心理问题的

咨询、药物不良反应的管理等。药物包括非甾体抗炎药、口服避孕药及高效孕激素、GnRHa、LNG－IUS，以及中医药。

5）卵巢子宫内膜异位囊肿的长期管理

子宫内膜异位囊肿就像打不死的"小强"，如何阻滞它复发？有哪些手段呢？

首先要根据囊肿大小、是否合并不孕、是否有盆腔疼痛、药物治疗是否有效、囊肿性质是否明确来决定是否需要手术治疗。没有手术指征的囊肿可选择口服避孕药物、孕激素类药物、孕三烯酮、GnRHa 及中医药等控制囊肿生长，其中有证据可以缩小囊肿的药物主要是孕激素类药物（地诺孕素）及 GnRHa。药物治疗期间，建议每 3 个月定期复查，药物治疗期间囊肿增大达到手术指征时则建议手术治疗。卵巢子宫内膜异位囊肿保守性手术后复发率高，应药物治疗并长期管理。证据显示，患者术后连续使用地诺孕素 24 个月，可显著降低复发率。有生育计划的患者，术中病灶切除彻底后，建议患者积极试孕，术后 6～12 个月是妊娠的最佳时期。有痛经者，试孕期间可口服地屈孕酮。对于疑有黄体功能不足者，黄体期使用地屈孕酮还可能提高自然受孕率。

6）子宫内膜异位症合并不孕的长期管理

有患者说："我要彻底把子宫内膜异位症治好了再要孩子，并且我还想再搞几年事业，还不着急要孩子。"但是子宫内膜异位症与年龄就是两个对生育力的致命杀手,子宫内膜异位症是无法根治的,随着时间的流逝,子宫内膜异位症与年龄对生育力的损害只会越来越大,所以怀孕还是要尽早。

子宫内膜异位症合并不孕的患者首先应该进行全面的不孕症检查,排除其他不孕因素。临床上可疑合并不孕的子宫内膜异位症患者,建议腹腔镜探查,以确定子宫内膜异位症的诊断、类型、分期并行生育力的全面评估,同时行子宫内膜异位症病灶清除。复发性卵巢子宫内膜异位囊肿伴不孕者不主张反复手术,临床评估卵巢子宫内膜异位囊肿无恶变的前提下,建议经 B 超引导下穿刺治疗、GnRH - a 2～3 个月预处理及试管婴儿技术(IVF - ET)。

7) 子宫内膜异位症长期随访的内容及意义是什么

对于子宫内膜异位症患者的长期管理,一般建议 3～6 个月随访一次,主要内容包括子宫内膜异位症症状的控制、卵巢囊肿大小及良恶性的监测、生育指导、药物不良反应等,从而可以及时调整治疗方案。研究发现,约30％的子宫内膜异位症患者存在抑郁或焦虑情绪,或者对治疗期望值太高,达不到预期就心生沮丧,或者期望太低而自暴自弃,子宫内膜异位症与不良情绪相互影响,形成恶性循环。所以要学会合理期望,面对检查单上的小箭头,适时去纠正,从容面对,管理好自己的情绪,可以通过尝试多种方法来缓解压力,还可以寻求心理医生的帮助。一定要记住,你不是一个人在战斗!

第五章
子宫内膜增生知多少

1 子宫小课堂：内膜的周期性变化

子宫是女性身体里的一个重要器官，是每个可爱的小生命降临人世前居住的"房子"。它外观圆润光滑，呈淡淡的粉红色，上宽下窄，像一个倒放的梨子。这座温暖房子的房间是宝宝们从小小的受精卵开始一点一点长大的地方。房间的内壁上，严严实实地铺满了绒绒的"毯子"，它是宝宝们的温床，也是下文跟大家介绍的主角——子宫内膜。这个特殊的"毯子"做工优良，分为致密层、海绵层和基底层，每一层都有着不同的特点和使命：基底层最稳重可靠，不受激素调节的影响，也不会脱落，承担着修复大业；致密层和海绵层性格活泼，它们一起被称为功能层，接受卵巢激素的调节，在女性没有怀孕时周期性脱落，也是怀孕时胚胎植入的部位。

子宫内膜受卵巢激素变化的调节,所以它的厚度也是一个动态变化的过程。在医学上,我们把子宫内膜周期性变化分为三期。

（1）月经期。月经周期的 1~4 天。这一时期是体内雌、孕激素撤退的时期,也就是我们来月经的时候,子宫内膜剥脱出血的时期。这个时期的内膜厚度最薄。

（2）增殖期。月经周期的 5~14 天。这时内膜从"0"开始逐渐生长,内膜的厚度可以从 0.5 厘米开始逐渐生长至 1 厘米左右,超声检查可见明显的三线征。

（3）分泌期。月经周期的 15~28 天。这个时候黄体开始形成,分泌雌、孕激素促使内膜不断生长。这时的内膜最厚且松软,富含丰富的营养物质,利于胚胎种植,厚度平均在 1.0~1.3 厘米,超声检查呈均匀高回声。

如果没有等到受精卵着床,雌、孕激素撤退,松软的内膜开始剥脱,月经来潮,进入新的月经周期,周而复始,循环往复。

如果把胚胎比作"种子",那子宫内膜就是种子生根发芽的土壤,良好的子宫内膜容受性是妊娠的必备条件。如果备孕的女性这个月没有受孕,那么子宫内膜会在月经周期第 28 天后再次脱落。子宫内膜的厚度是否正常,需要结合检查时所处的月经周期来综合判断。子宫内膜息肉术后或宫腔手术后复查,建议在排卵早期,即月经干净后三天左右检查;如果想要了解子宫内膜的厚度,判断是否适宜受孕,预测受孕的概率,建议在排卵期或黄体期检查。

目前,临床上都是用排卵时子宫内膜的厚度和形态作为标准,子宫内膜厚度为 9~11 毫米是最适宜妊娠的,<7毫米即属于薄型子宫内膜,≤5 毫米为超薄型子宫内膜;如果子宫内膜厚度>18 毫米,则属于子宫内膜异常增厚。

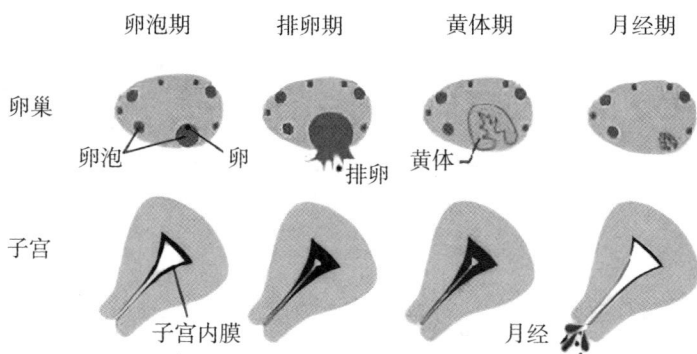

2 子宫养护计划:如何保养子宫内膜

(1)保持愉悦的心情、避免精神过度紧张是调节内分泌的一个最有效的方法。

(2)注意经期的保暖。经期保暖可以促进血液循环并松弛肌肉,减轻器官痉挛,促进经血排出。

(3)坚持运动。运动可增强体质,对子宫保健有好处,可以疏导女性器官的气血循环,调整激素的分泌。

(4)避免感染。妇科炎症要早发现、早治疗,避免炎症上行感染,无生育要求的女性应避孕,避免非意愿妊娠人工流产对子宫内膜的损害。

（5）减少高糖、高脂食物的摄入，忌食辛辣、酒类、冷冻食品。

3 子宫小刺客：别说"胖胖的，好可爱"

随着全面小康社会的建成，人们生活水平日渐提升，人们关心的不再是如何吃饱，而是如何吃好、吃什么好。据2023年数据统计，中国的肥胖人口已近9000万，平均肥胖率达到12%。不节制的饮食习惯以及快节奏的生活使越来越多的人拥有了大肚腩、圆脸蛋。可是，这样真的是健康的吗？

随着健康饮食、健康生活观念的广泛宣传，大家认识到肥胖会造成心血管负担、内分泌紊乱从而导致"三高"。但如果有人告知你肥胖会影响女性卵巢功能，引起生育力下降，你可能要发出质疑："不是说胖胖的女人好生养吗，怎么还生不出娃了？"接下来，我们一起来揭秘肥胖给女性生殖系统带来的无形伤害。

首先，我们来认识一种妇科常见疾病——多囊卵巢综合征。何为多囊卵巢综合征？它是育龄期女性最常见的内分泌疾病，是以生殖障碍、内分泌异常、代谢紊乱为特征的一组临床综合征。多囊卵巢综合征不仅影响患者的生育力，而且会对其孕期、远期及子代的健康造成影响。它的病因尚不完全清晰，可能与遗传因素及环境因素相关。肥胖

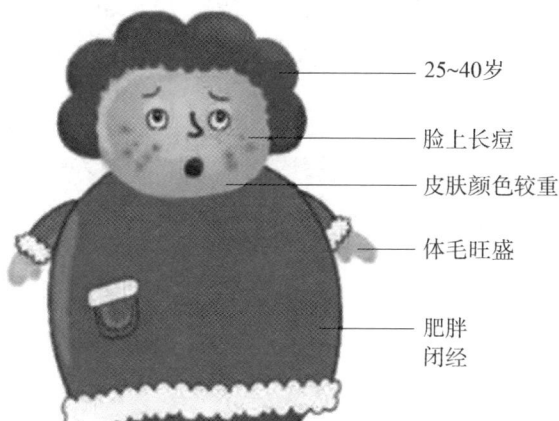

25~40岁

脸上长痘

皮肤颜色较重

体毛旺盛

肥胖
闭经

多囊性卵巢综合症的特征

人群为该病的好发人群,在多囊卵巢综合征的患者当中,肥胖患者可以达到30%～60%。肥胖者易导致胰岛素抵抗与高胰岛素血症,而高水平胰岛素可使机体分泌过量雄激素,进而促进多囊卵巢综合征的发展。

其次,让我们来看看多囊卵巢综合征是如何一步步伤害女性强大的生殖力。从字面上理解,多囊卵巢就是卵巢呈多囊性改变,导致卵巢体积较正常增大 2 倍或更甚。这里的"囊"指的是卵泡,卵巢被一群长不大的卵泡填充,这些长不大的卵泡无法发育为成熟卵泡,从而导致卵巢无法正常排卵。卵巢排卵异常引起月经失调、不孕。月经失调可表现为月经稀发或过少,甚至闭经。由于体内雄激素分泌过多,多囊卵巢综合征的患者可伴有肥胖、多毛、痤疮和黑棘皮病。黑棘皮病,就是颈后、腋下、外阴、腹股沟等皮肤皱褶处出现或大或小的角化过度、灰棕色的色素沉着。大家可别把它认为是太阳晒黑或者污垢，它可是多囊卵巢综合征高雄激素的表现之一。当你脸上冒出一个个痤疮，或者发现自己长出小胡子、多毛，或者觉得自己皮肤皱褶处黑了不少，这是身体在给你警示！

除了对卵巢的影响外，多囊卵巢综合征还会连累女性的子宫，导致子宫内膜病变的发生。育龄妇女的子宫内膜，本身就会有一个周期性的"生长-增厚-脱落-变薄"过程，主要在雌、孕激素的调控下完成的。在雌、孕激素的共同作用下，子宫内膜周期性脱落，形成了月经。多囊卵巢综合征患者多数有不排卵和稀发排卵的问题，那么孕激素分泌减少，子宫内膜长时间只受雌激素的刺激，内膜细胞就会"忘我疯长"，而部分内膜细胞一不小心长偏了，就会导致一系列内膜病变。另外，雄激素还可以在脂肪组织中转化为雌激素，进一步导致子宫内膜异常。肥胖型多囊卵巢综合征患者常合并高胰岛素血症，高雄激素血症及内源性雌激素的分泌增加，进而促进子宫内膜不典型增生和增加癌变的概率。

如果你发现月经失调、怀孕困难，恰好你又拥有一个胖胖的身材，很可能你已患上了多囊卵巢综合征。别害怕，它并不是不治之症，及时就医，通过控制体重、合理用药及生殖指导，你也能拥有窈窕的身材、健康的子宫、卵巢和可爱的宝宝。

总之，别再说"胖胖的，很可爱"，肥胖本身并不致命，但由肥胖所带来的心脑血管疾病、内分泌疾病等真正会减少寿命，对妇女生殖健康的伤害也是致命一击。所以适中体重才是真正的可爱。也就是说，要根据自己的具体情况推算出自己的理想体重，然后通过饮食、运动等措施，将自己的体重控制在理想范围，才能保证有一个健康的体魄，也才能真正地提高我们的生活质量。

④ 子宫无忧手册：内膜增生的大结局

女性正常的月经周期过程中，正常的子宫内膜随月经周期亦发生周期性的变化，可分为增殖期、分泌期和月经期。在增殖期，子宫内膜的间质内不存在排列密集的腺体（腺体/间质比$<2:1$，而在分泌期子宫内膜的腺体/间质比可$>2:1$，腺体虽然显得拥挤，但排列整齐，细胞间存在间隔且核分裂不活跃。而子宫内膜增生是指子宫内膜增生程度超出正常增生范畴，是由腺体结构（包括大小和形态）及腺体和间质比例的改变（$>1:1$）导致的一种异常的、非侵袭性的子宫内膜量增多。子宫内膜增生是比较常见的女性健康问题，其诊断、治疗以及长期规范化管理面临着巨大挑战。子宫内膜增生较多见于育龄期的妇女，发病率随着年龄增长而上升。尤其绝经过渡期及绝经后期是子宫内膜增生的高发时期，在此时期若对子宫内膜增生实施不规范的治疗与管理，则有进展为子宫内膜癌的风险。除此之外，对有生育需求的育龄期妇女来说，子宫内膜的好坏直接影响着其助孕的成功率。子宫内膜增生如果不加以管理,任由其发展则可并发不孕或者子宫内膜癌。子宫内膜增生作为可能伴随女性终身的慢性妇科疾病,长期规范管理对降低复发率、预防癌变、提高患者的生活质量具有非常重要的意义。

根据是否伴有细胞异型性,子宫内膜增生可分为子宫内膜增生不伴不典型增生和子宫内膜不典型增生。文献报道,不伴不典型增生的子宫内膜增生进展为子宫内膜癌的风险尚未充分研究,但随访长达 20 年的研究表明风险可能低于 10%,而子宫内膜不典型增生进展为子宫内膜癌的风险为 15%~40%,明显高于不伴不典型增生的子宫内膜增生。因此,子宫内膜不典型增生也称为肿瘤性病变,可进展为子宫内膜癌。早期诊断和规范化治疗子宫内膜增生可以防止进展为子宫内膜癌。子宫内膜增生的治疗目标是防止进展为子宫内膜癌。因此,做到对高危人群的早期识别、诊断和积极治疗是重中之重。

那什么样的人容易得子宫内膜增生呢? 子宫内膜增生的大多数危险因素涉及长期激素失衡,即子宫内膜持续暴露于雌激素而无孕激素拮抗。通俗来说就是子宫里面的"土地"由于营养过剩(雌激素过多),发生了变异,使得这片"土地"杂乱无章,变得很糟糕。这种雌激素暴露过多,可能为内源性,如肥胖、多囊卵巢综合征、初潮过早、绝经晚、不孕、排卵障碍性异常子宫出血、分泌雌激素的卵巢肿瘤等;

也可能为外源性,如用药,雌激素治疗过程中缺乏孕激素拮抗、乳腺癌术后接受长期他莫昔芬治疗等。另外,有家族癌瘤(尤其是子宫内膜癌、结直肠癌、卵巢癌和乳腺癌)史的患者发生子宫内膜增生和子宫内膜癌的风险大幅增加。

子宫内膜增生主要表现为异常的子宫出血。正常的月经要满足几个条件,包括频率、规律性、持续时间和出血量。正常频率是 21～35 天出现 1 次月经出血;出血持续的天数为 2～7 天;出血的量维持在 20～60 毫升,也可以定义为月经失血量不影响身体、社会、情感和(或)物质方面的生活质量。在育龄妇女中发生的各种欠规律的月经不正常,包括周期延长或缩短、出血时间长、出血量时多时少、经间出血、月经周期规则但经期长,或经量过多等均为异常子宫出血。而在绝经后妇女中出现的阴道出血是子宫内膜癌的典型症状,绝大部分绝经后子宫内膜癌患者有阴道出血表现。少部分无症状绝经后子宫内膜癌患者体检时影像学检查可能显示子宫内膜增厚。其他不典型症状包括阴道异常排液、宫腔积液、下腹疼痛等,还可以伴有长期慢性出血引发的乏力、心悸、头晕等症状,严重时出现贫血,甚至休克等。另外,出现子宫内膜增生之后可对生育造成一定影响,严重者可导致不孕。

子宫内膜增生早发现、早诊断、早治疗对缓解症状、预防并发症有重要作用,因此月经不规律的育龄期或围绝经期妇女,长期月经不规律的不孕症患者,无明显诱因出现阴道分泌物异常的患者高度怀疑子宫内膜增生时,应及时就诊。医生首先会对患者进行体格检查,而后会选择性地让患者进行经阴道超声、盆腔磁共振以及子宫内膜活检、诊断性刮宫、宫腔镜检查等以便明确诊断。

子宫内膜增生的治疗需要考虑年龄、有无生育要求、是否出现不典型细胞等。由于单纯性增生和复杂性增生属于功能性子宫出血范畴,与无排卵性功能性子宫出血的治疗原则基本相同,治疗周期根据患者具体情况而定。对子宫内膜不典型增生者,治疗方式的选择主要取决于患者的生育需求。有生育需求的妇女,应优先考虑保留子宫,运用药物治疗使增生的内膜恢复正常。对没有生育需求的妇女,特别是出现不典型细胞时,应考虑切除子宫以求根治性治疗。

子宫内膜增生经过有效、规范的治疗,大部分患者能够治愈,可以维持正常的生活质量。但对少数子宫内膜增生风险依然存在的患者,如肥胖、长期无排卵或稀发排卵、胰岛素抵抗、服用孕激素拮抗剂等,存在复发风险。患者在用药期间需要密切随访来评估疾病的持续性、进展或复发。无论何时发现子宫内膜癌,应给予恰当治疗。子宫内膜增生不伴不典型增生患者在药物治疗过程中,每6个月复检1次,在至少有连续2次复查结果为阴性后,可考虑终止随访。对内膜增生风险依然存在的患者,除鼓励减重,调整生活方式之外,建议连续2次转阴后改为每年活检随访1次。

患者有生育意愿且没有医学禁忌证，则可尝试受孕。而子宫内膜不典型增生患者在药物治疗期间需 3 个月进行一次内膜检查，根据对药物的反应情况，调整治疗剂量或方案，直到连续两次内膜活检阴性。对保留子宫、无症状、活检已经连续两次转阴的妇女，可每 6～12 个月进行一次内膜活检。

　　所以，子宫内膜增生的大结局是好还是坏，与我们是否进行规范化长期管理有很大关系。

⑤　子宫养护计划：内膜增生的长期管理

　　前面我们提到过，子宫内膜在雌、孕激素的作用下呈现周期性变化。但是当雌、孕激素的平衡被打破，子宫内膜增生变化便会超出正常增生范畴，形成子宫内膜增生性病变。根据世界卫生组织的分类，子宫内膜增生可以分为子宫内膜增生不伴不典型增生和子宫内膜不典型增生两大类。不伴不典型性增生的子宫内膜增生进展为子宫内膜癌的风险是 1％～3％，而不典型增生的子宫内膜增生进展为子宫内膜癌的风险是 15％～40％。如果不去干预，这种风险会随着时间的延长而明显增加。所以对子宫内膜增生的患者，我们应进行长期管理。

　　首先是去除高危因素。子宫内膜增生的高危因素有哪些呢？①生殖相关因素，比如排卵功能障碍、多囊卵巢综合征、未育或不孕、初潮早或绝经晚、绝经过渡期等；②医源性因素，比如长期应用无孕激素拮抗的雌激素或他莫昔芬；③代谢相关疾病，比如肥胖、糖尿病、高血压等；④分泌激素的肿瘤，比如卵巢性索间质肿瘤等；⑤遗传因素，比如林奇综合征在内的遗传性子宫内膜癌。存在明确高危因素（如医源性因素、代谢性疾病等）的患者，如果没有明确症状并能够去除这些高危因素，可考虑期待观察并严密随访。若观察期间病变未能缓解或出现异常子宫出血、绝经后出血的情况，应考虑其他治疗方案。但期待观察期间存在病变持续甚至进展的风险，故并不作为首选方案。期待观察的时间没有明确推荐。

其次是积极药物治疗。孕激素是首选药物，能够降低病变进展为恶性肿瘤的风险。LNG-IUS 是一种含有孕激素的药环，它能不断释放孕激素，高效局部作用于子宫内膜，是孕激素治疗的一线方案。此外也可以选择口服孕激素，如醋酸甲羟孕酮、醋酸甲地孕酮、地屈孕酮、炔诺酮等。对口服孕激素治疗无效的患者，比如仍有不规则阴道出血等情况，应进一步评估子宫内膜，排除更严重的病变，并在知情讨论的基础上考虑手术治疗，或使用大剂量高效孕激素治疗。其他的二线药物包括复方口服避孕药、芳香酶抑制剂、GnRHa。

药物治疗时间和随访怎么管理呢？口服孕激素应至少使用 3～6 个月，LNG-IUS 则可长期使用、定期更换。治疗期间建议每 6 个月行超声检查和子宫内膜病理检查以评估疗效。连续 2 次、间隔 6 个月的组织学病理检查均无异常发现时，可考虑终止子宫内膜病理评估。如药物治疗 6 个月仍未获得完全缓解，可在充分知情的基础上决定是否继续当前治疗。如药物治疗 12 个月仍未获得完全缓解，应考虑改用其他治疗方案。

什么情况下需要手术治疗呢？①随访中进展为子宫内膜不典型增生或子宫内膜癌；②药物治疗 12 个月后仍未获得完全缓解；③药物规范治疗后复发、不愿再接受药物治疗；④治疗后仍有持续异常子宫出血；⑤拒绝随访或药物治疗等。子宫全切除术是子宫内膜增生不伴不典型增生最常用的手术方案。但是对年轻的、有强烈生育意愿的患者，也可以再充分评估，符合要求的患者，在医生指导下选择药物保守治疗。子宫内膜增生不伴不典型增生在保守治疗后应预防复发。调整生活方式以去除导致子宫内膜增生的潜在病因，如控制体重指数至合理范围。

总而言之，异常增生的子宫内膜就好比"小野草"，如果我们忽略了它的管理，它就会不受控制地乱长。所以我们一定要做好长期管理，避免"小野草"进展为恶性疾病。

第六章

浅谈子宫脱垂

1 子宫悄悄话：子宫脱垂的发生与发展

"医生啊，我下面掉出来块'肉'！"张阿婆一到诊间就焦急地跟医生说。那么张阿婆掉出来的这块"肉"是什么呢？原来是子宫！张阿婆的子宫从阴道脱出来了，就是我们所说的子宫脱垂。

子宫脱垂是女性生殖系统中一种常见的疾病，指的是子宫向下移位，甚至脱出阴道口。它的发病原因比较复杂，主要包括以下几个方面。

首先，生育过多次、多胎妊娠或分娩困难可能增加子宫脱垂的风险。这是因为孕育过程中，子宫承受了较大的压力和牵引力，导致韧带、筋膜和肌肉组织松弛，失去紧固和支撑作用。这里要纠正一个观念，并不是只有顺产的女性才会发生子宫脱垂，事实上怀孕本身就对我们女性的盆底肌肉和筋膜带来了巨大的考验。

其次,年龄也是一个重要的因素。随着年龄的增长,女性体内的雌激素水平逐渐下降,我们的盆底肌肉和韧带也会出现松弛,并失去原有的张力,从而导致了子宫脱垂的发生。

另外,长期劳累、重体力劳动、频繁提重物等活动也可能导致子宫脱垂。这些活动会增加腹压,使得盆底肌肉受到过度张力,韧带损伤,进而影响子宫的位置。

同时,慢性咳嗽、便秘等疾病也是子宫脱垂的诱因。这些状况会导致反复的腹压增加,对盆底肌肉和韧带造成压力,影响子宫的支撑。

总结而言,子宫脱垂的发病原因是多方面的,包括生育因素、年龄、劳累、腹压增加及慢性疾病等。当上述因素影响到我们盆底的肌肉和韧带时,它们会变得松弛、薄弱甚至失去张力,从而导致子宫脱垂的发生。

2 子宫的小烦恼:脱垂不要命,但烦恼"要命"

子宫脱垂是一种比较常见的妇科问题,尤其是对于年纪较大的女性来说。子宫脱垂严重时脱垂在阴道外口,通常会导致一系列不适症状。子宫脱出虽然不是致命疾病,但如果不及时处理,依然会给我们女性的生活和健康带来严重影响。

众所周知,子宫是怀孕妊娠的主要器官,怀孕后随着胎儿发育，子宫也逐渐增大，分娩后子宫逐渐缩小。可以说，子宫是成人后仍可以发生如此大变化的一个重要器官，正因为妊娠时子宫增大、胎儿体重增加，这些重量一部分传到封闭骨盆出口的盆底软组织，可能导致盆底软组织受压拉伸变得薄弱。分娩过程中，胎头通过产道时再次极度扩张盆底组织，盆底组织再次受到挤压和拉伸。支撑我们子宫的盆底筋膜就像皮筋一样，有一定的弹性，在分娩后，大多会逐渐恢复至孕前的状态。但是皮筋也有弹性下降或失去弹性的时候。

子宫脱垂在中华人民共和国成立初期的老年女性中更为常见。当时生活条件差，大多数女性多次生育且产后仍要进行重体力活动，甚至许多女性终其一生都奔波劳碌。但是子宫脱垂也有遗传因素，有一些女性的基因内有关弹力纤维的基因异常，导致先天的盆底纤维组织薄弱，偶有报道这样的病例患者在青少年时期就发生子宫脱垂，但比较罕见。

大多数子宫脱垂的患者觉得外阴有块物脱出，特别是用力时（拎重物、抱孩子、咳嗽、跑步）、大声说话或大笑时有块物脱出在阴道口，夜晚平躺时块物可能会回缩。但是随着病情加重，脱出的块物越来越大，平时在站立时就脱出来，甚至躺下也不能缩回去，而且越来越大，患者苦不堪言，还伴有腰骶部酸痛感和下坠感。

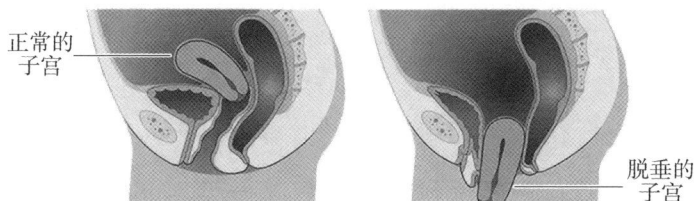

正常的
子宫

脱垂的
子宫

　　在门诊经常碰到患者的子宫脱垂发展到上述症状，其实这已经是中重度的脱垂了。在早期可能只有腰骶部酸胀下坠感，如果不经过专业检查可能不能发现。患者不能得到及时的治疗，病情发展逐渐加重。在子宫脱垂发病早期及时发现可以通过改变生活习惯改善，如避免重体力活、少下蹲、治疗基础疾病等。但是我国女性在症状的初期通常羞于到医院就诊，而且觉得忍忍可能会好一些。但是到了"忍无可忍"的时候，往往病情很重了，此时只能通过手术治疗。现在随着社会进步和医学知识的普及，很多年轻的女性在产检或产后进行盆底检查时就会了解到该疾病。然而年轻的女性对于子宫脱垂可能也只是一个模糊的概念，因为脱垂往往发生在中老年女性。但是相较于过往，这已是一个巨大的进步。

　　子宫脱垂可能和其他器官脱垂混淆，那么是不是所有从阴道口脱出来的都是子宫呢？其实也不是，有些患者其实只是阴道前壁脱出，也就是膀胱脱垂。膀胱是位于子宫前方的一个器官，它的功能主要是储存尿液和排尿，随着膀胱容量增加，储存尿液后可能出现膀胱脱垂，表现为阴道前壁膨出在阴道口外，患者也表现为阴道口有块物脱出。有些患者既有膀胱脱出，也有子宫脱出。阴道后壁还有肠管和直肠，肠管和直肠是储存和排出粪便的器官。随着盆底组织薄弱，也可能发生肠管和直肠从薄弱位置膨出来，表现为阴道后壁的脱垂。这三个部位的脱垂可以同时发生，也可以单一发生，所以当阴道口有块物脱出来的时候我们不能只想到子宫脱垂。所以一旦有块物脱出，说明病情其实已经比较重了，需要尽快到医院就诊和评估并治疗。

子宫脱垂还可能给我们带来其他什么不便呢？子宫脱垂发生后，从阴道口脱出的主要是子宫最下方的宫颈组织。宫颈组织脱垂在阴道口外长期被内衣刮蹭，可能引起炎症和出血，加重宫颈的破损。患者可有分泌物增多、分泌物带有血性或脓性分泌物，自觉外阴不适，给生活带来不便。我们在检查这些患者的时候往往发现患者宫颈局部充血变红甚至局部可能有溃疡或破损。因为宫颈有宫颈外口连通宫颈管直至宫腔，如果宫颈外口有炎症可能会将炎症传导至宫腔，导致宫腔内感染，甚至引起盆腔炎可能。此时需要抗炎后才能进行治疗，所以在发现不适时需要及时就诊。

除了子宫脱垂引起宫颈外口暴露容易导致炎症和磨损外，还有其他不适。因为子宫的前方是尿道和膀胱，有些患者还可能合并尿失禁和膀胱脱垂，单纯子宫脱垂的发病其实不多，大多合并阴道前壁即膀胱的脱垂，患者一般还有漏尿或尿频。因为受到脱垂子宫的牵拉作用，使得这些器官也发生了位置改变，从而导致患者出现小便的异常，大多数患者表现是小便控制不住流出来，有些患者小便次数很多，有些患者小便解不出来，有些患者甚至需要垫尿垫。所以子宫脱垂往往意味着盆底的软组织发生了薄弱，引起周围的脏器脱出或周围脏器功能改变。子宫的后方是直肠和肠管，也可能发生脱垂，甚至发生便秘排便费力或大便失禁等。合并大便异常的情况比小便异常的情况少，更常见的是小便异常。

　　子宫脱垂如果不治疗可能会进一步加重，上述症状会越发严重，导致患者最后不得不就诊。一些老年人就诊不会那么及时，所以我们除了自身警惕上述不适外，还需关注长辈或周围老年人的身体情况，一旦听说到有上述不适症状，还需建议其及时到医院就诊治疗，以免症状加重。随着技术的进步和提高，以及各种盆底功能障碍的治疗方法的改进和探索，并非所有子宫脱垂的患者都需要切除子宫。当然对于一些早期的轻度的患者，还可以通过保守治疗来改善症状，例如盆底肌肉锻炼。对于年纪特别大的、并发症多的老年人还可以放置子宫托。手术治疗也并非只有切除子宫一种方法，盆底功能障碍的手术治疗方法也是多种多样，且大多数都是微创的，效果也是立竿见影。但是为了防止复发，我们术后的一些生活方式需要改变，尽量减少会增加腹压的动作。

　　我们一定要警惕和积极诊治子宫脱垂。随着社会进步和文化水平的提高，我们一定能早期发现和治疗。即使子宫脱垂发展到了严重的阶段，随着医学技术的进步和提高，还有各种各样微创的手术方式可以选择。所以患者也不用太担心，只需要立即就诊并得到治疗，症状一般在术后是可以马上得到改善的。

3 子宫掉下来，切就完事儿了

"以前就诊时，医生说我是轻度的子宫脱垂，建议我注意休息和避免重体力活动。我回去是这么做了，但是现在加重了，以前脱出来的块物能缩回去，现在平躺着也会下来。我现在小便还会不受控制流出来，特别是一用力的时候，有时候干重活时需要垫尿垫。"像上面这样描述自己症状的患者往往年纪较大。经过检查会发现这些患者外阴块物脱出较大，宫颈及部分子宫脱出在阴道口外，阴道前壁也膨出在阴道口外。患者年纪较大，一般情况较差或有严重的内科并发症而不能耐受手术，也可选择放置子宫托。很多人都会有误解，既然子宫掉下来了，那么把掉下来的子宫切掉就好了。事实是这样吗？

其实盆底就是封闭骨盆出口的软组织，包括肌肉、筋膜血管和神经等组织，同时盆底还有阴道、尿道和直肠贯通其中。盆底就像一个封闭的口袋，当哪里薄弱了，袋里的物体就可能从薄弱的地方鼓出来。子宫脱垂，其实是子宫从盆底薄弱的部位脱出来，同时可能还带动膀胱或直肠一起脱出。切除子宫，只是相当于把袋子里的东西拿走，但是松掉的袋子依然存在。所以即使子宫切除了，日后可能还会有其他的器官从松掉的袋子脱出来。如果掉下来的是膀胱或者直肠，我们也能"一切了事"吗？

以前的手术是经阴道切除子宫，切除子宫后将薄弱的阴道前壁和后壁进行修补，行筋膜折叠缝合术，也就是将薄弱的地方切除后把其周围相对正常的组织折叠缝合。但是如果患者术后仍然长期的负重，增加腹压的动作较多，可能会再次出现脱垂。虽然子宫已经切除了，但是盆腔内的其他器官还可能从薄弱的地方鼓出来的，日后可能还需要手术治疗。切除子宫手术后症状明显缓解，自觉块物脱出马上就好转了，但是如果我们不改变生活方式，继续增加腹压，还会再次发生脱垂，如果我们单纯切除子宫而不修复盆底薄弱组织，那么术后更加容易发生膀胱和肠管膨出，甚至可能比之前更加严重，所以改变生活方式尤其重要。

随着社会进步和患者对生活质量要求越来越高，子宫脱垂的患者可能有一大部分不愿意接受子宫切除，尤其是发病年龄较轻的患者。随着微创技术的发展，各种保留子宫的盆底重建手术得以广泛开展。手术方式有很多种，分别为：

（1）阴道骶骨固定术。阴道骶骨固定术是经腹腔或经阴道将脱垂的子宫或阴道壁固定在骨盆后方的骶骨上，是标准术式之一。手术可开腹或经腹腔镜完成，两种路径的手术效果相当,但腹腔镜手术更加微创。对于年轻的患者,特别还想保留生育功能的患者可以使用这种方式。该术式对于顶端支持的成功率达78%～100%,脱垂复发的再手术率为4.4%,网片暴露率为2.7%。严重并发症有骶前区血管出血、肠管和泌尿系统损伤、肠梗阻、肠瘘等。阴道骶骨固定术对阴道顶端的支持作用确切,尤其适合于有复发高风险、经腹手术、经阴道修补手术后失败及阴道长度偏短的患者。

(2)骶棘韧带固定术。这种手术是将阴道顶端悬吊在骶棘韧带上,建议经阴道完成,可切除子宫或保留子宫。但是该术式改变了阴道的生理轴向,术后阴道前壁膨出的发生率达6%～21%。该手术较为特异的并发症是疼痛和神经血管损伤,术后臀部和大腿后部疼痛的发生率为6%～14%,严重者建议及早拆除缝线。与其相似的手术还有坐骨棘筋膜固定术和髂尾肌筋膜固定术,效果与其相似,尤其适用于阴道长度偏短的患者。当单侧缝合后顶端支持不够时可缝合双侧。

(3)宫骶韧带悬吊术。手术可经阴道或经腹完成,可切除子宫或保留子宫。为防止术后肠膨出或有肠疝者也可同时行McCall后穹隆成形术,即折叠缝合两侧宫骶韧带及其间的腹膜,关闭直肠子宫陷凹。荟萃分析表明,该种手术治疗顶端、前壁和后壁修复成功率分别为98%、81%和87%。但其并发症为输尿管梗阻。经阴道路径手术中应行膀胱镜检查,一旦发现输尿管开口喷尿不佳,应立即拆除缝线。

(4) 经阴道植入网片的盆底重建手术。这种手术难度较大,但其优势是能够同时纠正各腔室的缺陷,可使用成品网片套盒或自裁网片,目前推荐使用的是大孔、轻型及单股编织不可吸收聚丙烯网片。高级别的证据表明,经阴道植入合成不可吸收网片相对于自体组织盆底重建术能够降低解剖学复发率,特别是阴道前壁膨出的复发,可减轻阴道肿物膨出症状,生命质量方面无明显差异。我国妇科盆底学组对经阴道植入网片手术的主要适应证定为术后复发的患者及 60 岁以上重度初治患者,特别是不能耐受经腹手术的患者。对于年轻、性生活活跃的患者,应慎重选择。其主要并发症为网片暴露、侵蚀和疼痛等,有时处理困难,甚至无法完全解除症状。对于出现严重并发症者建议尽早转诊给有经验的专家。因此,对于有应用网片适应证的患者应该与其充分沟通,慎重选择。

(5) Manchester 手术。这个手术的主要适应证为症状性中度以上伴子宫颈延长、无子宫病变、不存在重度阴道前后壁膨出、要求保留子宫的患者。严重顶端脱垂的患者不适合该术式。并发症为子宫颈机能不全及子宫颈狭窄等。

子宫脱垂绝不是切除子宫这么简单的事,很多手术方式都是可以保留子宫,至于说选择哪种手术方式需要医生根据患者的特征和医生的技术水平综合决定。盆底是复杂的,盆底疾病也是复杂多变的,术前充分评估和精准诊断是手术方式制订的基础,但不管哪种手术方式都需要和患者充分沟通,告知其利弊,特别是希望保留子宫的患者,这样才能得到患者的信任和配合,医生和患者才能共同面对疾病。

4 子宫健身房:全民健身时代,你的盆底肌锻炼了吗

当今社会,健身已成为人们生活中的热门话题。越来越多的人意识到了保持身体健康的重要性,并积极参与各种运动。我们都听说过练腹肌、背阔肌、肱二头肌,那你听说过练盆底肌吗?

1) 什么是盆底肌

盆底肌位于骨盆底部,由一系列肌肉和筋膜组成,这些肌肉群犹如一张"吊网",尿道、膀胱、阴道、子宫、直肠等脏器被这张"网"紧紧吊住,从而维持正常位置以便行使其功能。然而,由于年龄、生育、体力活动不足等,盆底肌可能会变得松弛,从而引发一系列健康问题。

盆底肌松弛会导致尿失禁、盆腔器官脱垂等问题,此外盆底肌的健康对性生活也有着重要的影响。

2) 如何进行盆底肌锻炼

Kegel 运动和阴道哑铃都是专业的盆底肌锻炼方式,是在家中进行盆底肌锻炼的首选。

(1)具体做法。收缩盆底肌肉,呼气时收紧,耻骨和尾

骨之间的盆底肌群感到由外向内、由下往上的收紧和提升，尿道口和肛门之间的会阴部，向内紧缩并向上提升。吸气时放松，将提升上来的盆底肌轻柔地放下来。收缩 2～3 秒，放松 5～10 秒，如此反复。每次 20～30 次为一组，每次锻炼 3 组以上。随着循序渐进的训练，可增加收缩时间为 5～10 秒，放松为 5～10 秒，如此反复进行锻炼。

（2）练习之前，需要做好准备工作。①排空尿液，不要憋尿训练。②做几次深呼吸，保持全身放松，将精力集中在盆底肌。

（3）可以借助器械——阴道哑铃。阴道哑铃由医用级硅胶制成，将球形结构完全放入阴道，露出个"小尾巴"，方便使用完后取出。使用时，首先将最轻的 1 号阴道哑铃置入阴道内一个指节深，然后站立起来进行收缩放松运动。注意不要用腰腹和臀部的力量收缩放松。如果大家采用正确的收缩方式，哑铃是会有上升的感觉的。每日锻炼 1～2 次，每次 15～20 分钟。坚持锻炼一周，如放松时阴道哑铃不从阴道中完全脱落出来，即可更换更重的阴道哑铃，依此类推，直至换为最重的 5 号哑铃。但如果一开始就使用 5 号哑铃锻炼，会加剧盆底肌损伤。

3）家庭锻炼盆底肌的五大体式

（1）站式。保持站立姿势，慢慢踮起脚跟，收缩盆底肌，同时吸气，然后脚跟缓缓落地，放松盆底肌，同时呼气。扶着椅子或墙都可以进行这种姿势锻炼。

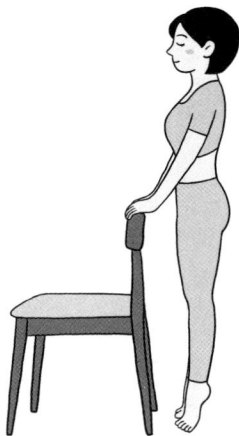

　　(2) 坐式。坐在椅子、瑜伽球或马桶上,背部舒展,双脚平放于地板,双膝自然分开,然后配合呼吸进行盆底肌的缩放练习。也可双腿交叉盘坐在瑜伽垫或床上进行。

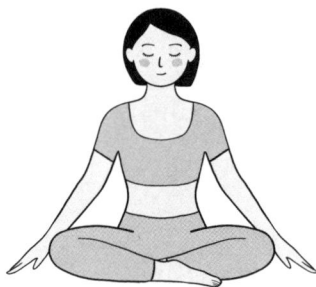

　　(3) 仰卧式。平躺在瑜伽垫上或床上(床面最好不要太软),身体仰卧,屈膝让腰部充分与床面接触,放松全身,然后再配合呼吸进行缩放练习。

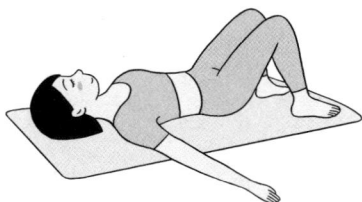

（4）板凳式。双手打开与肩同宽，五指分开均匀受力，同时双膝打开与髋同宽，脚背放松背部放平。然后就可以开始进行盆底肌锻炼了。

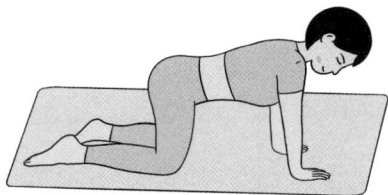

（5）骑跨式。双脚分开略比肩宽，脚尖自然朝外，吸气时将双手体侧高举过头顶合掌，呼气时屈膝下蹲，让双手回于胸前，手肘抵在膝盖内侧，充分打开髋部。如果蹲下感觉腿部支撑力量不足，可以在臀部下方放上长条抱枕，将臀部

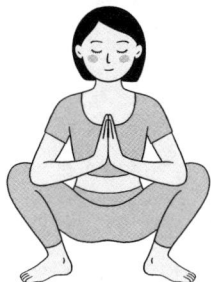

落于上方,但不要把所有的力量都放于枕头上,然后配合呼吸进行收放练习。此种体位比较适合孕妇。

4)训练后如何进行放松

训练后如有酸胀疲劳感,可通过以下两个小动作放松盆底。

(1)趴着放松。床上或瑜伽垫上皆可,在额头上垫一块折叠起来的毛巾,趴着休息 5～10 分钟。

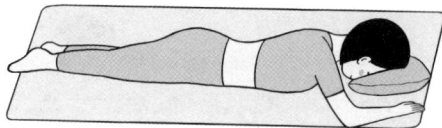

(2)快乐婴儿式。保持快乐婴儿式姿势 5 分钟,同时和缓地呼吸,能使盆底肌得到较充分的放松。

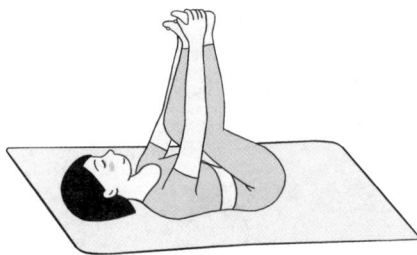

5)不确定怎么做应该怎么办

如果大家不确定自己应该怎么做,一定要去正规的医院进行评估,要不然很容易被"割韭菜"。在医院可以通过专业的仪器设备来进行盆底肌锻炼,比如:

(1)电刺激。纯被动盆底肌锻炼方式,促进盆底肌肉血液循环,重塑神经通路,增强肌力。

（2）肌电触发电刺激。主被动结合的盆底肌锻炼方式,要求患者也要"动"起来,加速盆底肌的恢复。

（3）生物反馈。借助仪器通过不同方式的训练,提高盆底肌的准确度、精确度和肌力。

6）哪些情况不适合做盆底肌运动

（1）因顺产导致会阴侧切或者会阴撕裂的产妇,应该等伤口恢复之后再做盆底肌锻炼。尤其是当收紧时有痛感的,请注意休息,不要因为急于锻炼而导致伤口恢复不好。

（2）刚刚生产后,恶露血量较多、颜色鲜红的时候,请不要着急做盆底肌锻炼,建议等到恶露量明显减少,颜色变浅、变淡时,再开始盆底肌锻炼,一般产后 20 天左右即可进行。

（3）月经期间,避免血量较多的那几天锻炼,由于经期身体易疲劳,一般建议大家经期好好休息,使肌肉得到充分的休息,经期结束就可以恢复锻炼。

小贴士

　　坚持锻炼才会有效果。三日打鱼,两日晒网基本等同于无效锻炼,一天 3 次,一周锻炼 5～6 天,坚持 2～3 个月,就可以看到明显效果。但越多不一定越好,反而引起疲劳,盆底酸胀。一天累计锻炼 30 分钟左右,最多不要超过 45 分钟。

第七章
宫颈良性疾病

1 子宫的小秘密：宫颈糜烂是病吗

作为一名妇科医生，在门诊最常遇见的问题就是：

"医生，我要担心死了，上周公司体检说我宫颈中度糜烂，怎么办啊，会癌变吗？"

"医生，单位体检说我宫颈糜烂，你能不能给我用点药把糜烂治好啊？"

"医生，我宫颈糜烂用了很多药都治不好，能不能给我做手术啊，听说激光手术能治好糜烂。"

"医生，我有个美容院的朋友说宫颈糜烂容易癌变，可以用她们私处保养的药治好，是吗？"

"医生，我一直很注意卫生，我老公都说我有洁癖了，怎么体检还是说我宫颈糜烂啊？"

"医生，我跟我老公同房次数很少的，怎么会宫颈糜烂呢?"

你没看错,这些五花八门的问题都是集中于一个妇科常见的误区——宫颈糜烂。

翻看医学书可以发现,医学书上对糜烂的定义是"表皮或黏膜上皮的局限性浅表缺损"。那么这些女性朋友的宫颈真的是"糜烂"了吗?

答案当然是否定的!

真相是,"宫颈糜烂"不是宫颈"糜烂"了,而且它也不是一种疾病名称,只是一种现象描述,正式的名称是——宫颈管柱状上皮异位。

那么问题来了,如果你把这个答案抛给无医学知识背景的普通群众,上面的字大家都认识,但是连起来好像怎么都看不明白。所以还是由笔者来为大家科普一下吧。

在青春期后,由于体内雌激素水平的升高,宫颈发育增大,宫颈管内的黏膜组织即宫颈管柱状上皮及其下的间质成分逐渐移动到宫颈外口,而宫颈管的柱状上皮很薄,它下面的间质成分透出红色,肉眼看上去宫颈外观呈红色颗粒状,似"糜烂"样,其实它并非真性糜烂,而是一种生理现象,与宫颈癌没有直接的关系。

当然如果女性朋友们平时有白带增多、异常白带的症状,甚至有性生活后出血的情况,那么不能排除患有宫颈疾病的可能,需要立即到医院进行进一步检查以明确诊断。

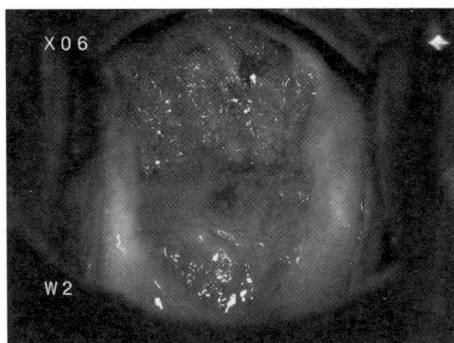

再科普一下关于宫颈病变筛查的知识。宫颈病变的筛查主要依靠细胞学检查和高危型 HPV 检测,如果有异常情况,则需要进一步行阴道镜检查和组织病理活检明确诊断,而宫颈"糜烂"或光滑与宫颈是否病变没有直接关系。

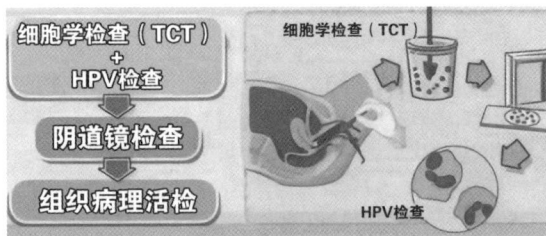

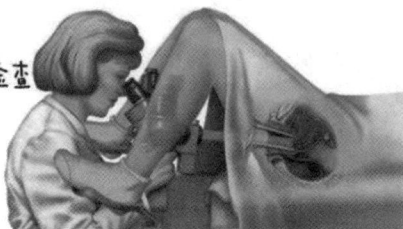

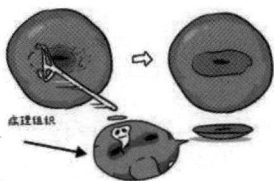

组织病理活检

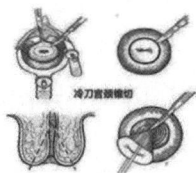

冷刀宫颈锥切

② 子宫小医生：宫颈上的小息肉

宫颈息肉是慢性宫颈炎的一种表现形式，是子宫颈管腺体与间质出现局限性增生形成的赘生物。通常为单个，也可以为多个，其外观呈泪滴状、小叶状或舌状，根据血供和充血状态呈红色、紫色或肉色，通常看起来肿胀发亮，质软且脆，易出现接触性出血，息肉蒂一般细长，但也可能短且基底宽。按照宫颈的解剖结构，一般分为两种，一种是来源于宫颈黏膜的息肉，另一种是来源于宫颈阴道部分的息肉。因此，其根部可位于子宫颈外口，也可以位于子宫颈管内。按组织形态，可分为纤维肉芽组织型、腺瘤样、单纯性、血管瘤样型、混合型、囊肿型、假蜕模型等，其中纤维肉芽组织型最常见。宫颈息肉在临床中较常见，是女性宫颈病变最常见的疾病之一。临床资料显示,其患病人群占育龄女性的 5% 左右,占所有宫颈病变的 4%～10%,其发病高峰在 30～50 岁,较多见于多产、育龄期妇女,少见于初潮前或绝经后。

宫颈息肉是怎么引起的呢? 目前病因尚不清楚。大部分学者认为慢性炎症、病原体持续感染和激素因素可能起一定作用。长期刺激的慢性炎症会促使宫颈黏膜过度增生,加上子宫有排除异物的倾向,使增生的黏膜逐渐自基底部向宫颈外口突出而形成息肉。感染的病原体包括淋病奈瑟球菌、沙眼衣原体等性传播病原体和细菌性阴道病病原体、生殖道支原体等内源性病原体。这些病原体持续作用于宫颈,加重其慢性炎症过程。雌激素水平过高也与宫颈息肉的发生有较大的关系。妇女体内的雌激素主要起到促进阴道、子宫、卵巢发育的功能,除此之外,也可刺激子宫内膜以及皮下脂肪增生,导致体内出现水钠潴留的情况,一旦出现雌激素过高等内分泌紊乱的情况,就会出现一系列生殖道疾病,可能导致宫颈息肉的出现。另外,分娩、流产、手术操作、产褥期感染、机械刺激、不洁不当性生活、机体免疫力低下等,均可能损伤子宫颈,导致病原体侵入、引起感染而引发宫颈息肉。

宫颈息肉给我们女性的健康带来诸多困扰。其主要表现为不规则阴道少量点滴出血,如月经经期延长、淋漓不尽、用力大便后少量出血等。还包括阴道分泌物增多、有异味、带血丝，也可表现为腰骶部、下腹部疼痛、坠胀感等。宫颈息肉如果不治疗，会逐渐长大，堵塞宫颈口；堵在宫颈口的息肉，还可导致宫颈口狭窄或变形，从而妨碍精卵结合，引起不孕症。宫颈息肉还会影响性生活，女性在同房时可能出现性交后的接触性出血或流血性白带。宫颈息肉持续存在还可以加重妇科炎症。宫颈息肉虽然是良性病变，但也有可能癌变。临床上宫颈息肉的癌变率为 0.2%～0.4%。尤其是年龄 45 岁以上的女性，息肉癌变的概率更高。因此建议年龄超过 45 岁，尤其更年期前后患有宫颈息肉的患者，按照"早诊断、早治疗"的原则，及时处理，尽快行手术切除。现阶段我国主要以息肉摘除术作为主要疗法，以免宫颈息肉向癌症方向演变。如果宫颈息肉的体积很小，且不伴有阴道不规则出血、白带异常等症状，一般无需特殊处理。而对于有症状（如出血、分泌物过多）、较大或表现不典型的息肉，应予切除。息肉切除的方法通常是用镊子夹住息肉的基底部，并将其拧下。如果可看到基底部，可对其进行烧灼以预防出血并减少复发的概率。如果基底部较宽（如无蒂息肉），应使用活检钳摘除息肉的主要部分，并采用电外科技术或激光破坏基底以减少复发的概率。虽然宫颈息肉很少恶变，但摘除的息肉应送实验室行组织学检查。对于孕妇，宫颈息肉的存在和摘除均可引起早产，因此面对这类特殊人群，术前需充分沟通。

　　宫颈息肉是可以预防的，除做好经期、产后及流产后的保健外,日常生活各方面也要多加注意。①注意个人卫生及性生活卫生,平素保持外阴清洁,积极防治阴道炎及宫颈炎。同时也应避免过度清洁,经常使用洗液清洗阴道,反而损害了宫颈上皮,这样会使炎症不断刺激宫颈,引起宫颈息肉。②习惯久坐不仅使下半身血液循环不畅,更重要的是还会使阴部透气不良,血液循环受阻,更容易发生感染。③不要长期使用护垫。因为护垫透气不良,长期使用容易引起感染。④平时要勤晒被褥,宜穿棉织品并经常换洗内衣裤。⑤杜绝不洁性交、多个性伴侣,减少性传播疾病的发生,在每次性生活前,双方都应清洗外阴,尤其男方要清除包皮垢,以免将其中的病菌带入阴道。⑥经期、产后、流产后的保健。女性处于此期身体会比较虚弱,比较容易受细菌感染,因而更应该注意这些时期的保健。如在经期时,应注意避免使用卫生标准不合格的卫生巾、避免经期盆浴等。注意饮食尽量清淡,避免生冷刺激饮食,多吃蔬菜和水果,补充维生素 C,加强体育锻炼,规律起居,心态平和,提高抵抗力。⑦应做到定期检查、女性在平时应该积极做好对阴道炎、宫颈炎等疾病的防治,患有妇科疾病的应该及时治疗。定期做妇科检查、宫颈细胞学、HPV 或其他感染的检测,有助于预防宫颈息肉。

3 子宫也青春:宫颈上的"青春痘"

宫颈腺囊肿,又称为宫颈纳氏囊肿、宫颈纳囊、黏液潴留囊肿或者上皮包涵囊肿,是妇科检查中的常见发现。大多数情况下属于宫颈的生理性变化。宫颈腺体在宫颈的转化区,转化区的宫颈鳞状细胞取代柱状上皮的过程中,鳞状细胞覆盖柱状上皮的裂口,柱状细胞继续分泌黏液样物质,而覆盖在宫颈腺管或长入宫颈腺管里面的鳞状细胞阻塞宫颈腺体黏液的流出,黏液越积越多,日复一日滞留形成宫颈囊肿。此外,宫颈局部的损伤或慢性宫颈炎症,也影响宫颈黏液流出,也是形成宫颈腺囊肿的原因之一。宫颈腺囊肿一般大小不等,小的仅有小米粒大,大的有玉米粒大,甚至个别有葡萄粒大。形态上呈青白色,比较分散,可以是单个的,也可以是多个的。宫颈腺囊肿就像宫颈上长了"青春痘",对浅表的宫颈腺囊肿,在体格检查中可见宫颈表面突出单个或多个青白色的小囊泡。长在深部的腺囊肿可以使宫颈呈不同程度的肥大,硬度增加。阴道超声对宫颈腺囊肿具有较好的检查价值,会提示宫颈多发腺囊肿,可协助诊断。

　　宫颈腺囊肿好发于育龄期妇女,临床常见,通常不引起症状。这些小囊泡里面大多数是清亮的液体,如果合并感染,可能会变成脓液。有的患者因宫颈腺囊肿破裂,表现为阴道分泌物增多或阴道排液。有的患者因囊肿增大自觉有阴道坠胀、脱出物感。但如果宫颈腺囊肿伴有慢性宫颈炎时,也可表现为阴道分泌物增多,淡黄色或脓性,性交后出血,月经间期出血,分泌物刺激引起外阴瘙痒潮红或不适等症状。更值得关注的是，在宫颈 HPV 感染的患者中，因宫颈局部损伤或长期慢性宫颈炎所致的宫颈腺囊肿使 HPV 不易被清除而持续感染，增加了宫颈病变的发生率。

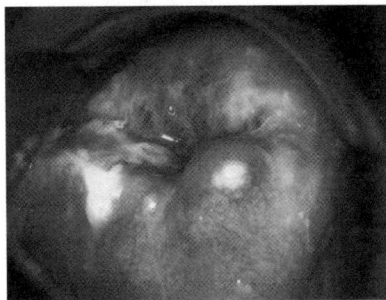

绝大多数宫颈腺囊肿是生理性变化，大多数情况下可以自然消退，仅有囊肿，单个或多发，体积小，或者没有任何不适症状，不会对生活造成明显的危害，同时经医生诊断，没有其他的病变，比如宫颈炎、宫颈癌前病变、宫颈癌等，这种宫颈腺囊肿不需要处理，只需要定期检查。但合并慢性炎症时建议积极治疗原发的阴道炎或宫颈炎，使囊肿好转或消失。宫颈腺囊肿治疗的指征是缓解疼痛或阴道胀满感，但若诊断不明确，也可切开引流，并将部分或全部囊肿送病理学评估。另外，针对宫颈有接触性出血且反复药物治疗无效者可以试用物理治疗，如激光、冷冻、微波、宫颈环形电切术（LEEP）等方法。对较大的囊肿亦可行宫腔镜手术。手术治疗的主要缺点是可能导致瘢痕组织，而瘢痕本身可导致性交痛或宫颈狭窄。

虽然大多数宫颈腺囊肿可自然消退,但为了避免加重病情或出现宫颈病变,广大女性朋友们在日常生活各方面也要多加注意。加强锻炼,作息规律,劳逸结合,提高身体抵抗力。注意个人卫生及性生活卫生,穿宽松棉质内衣,勤换洗,平素保持外阴清洁,积极防治阴道炎及宫颈炎。要定期做妇科检查,宫颈炎急性期要及时、规范、彻底治疗,以防止转变为慢性宫颈炎。炎症治疗期间禁止同房、盆浴,避免接触辛辣刺激、生冷食物,多吃蔬菜和水果,补充维生素 C。同时也应避免过度清洁,经常使用洗液清洗阴道,反而会损害宫颈上皮,这样会使炎症不断刺激宫颈,加速宫颈腺囊肿形成。杜绝不洁性交、多个性伴侣,减少性传播疾病的发生,在每次性生活前,双方都应清洗外阴,尤其男方要清除包皮垢,以免将其中的病菌带入阴道,性交过程全程需戴安全套。

4　宫颈感冒了:一分钟带你了解 HPV 家族

说起宫颈癌,女性朋友们都会闻风色变,它是全球15～44 岁女性中排名第二位的恶性肿瘤。那么宫颈癌是由什么引起的呢？它就是"臭名昭著"的 HPV！

HPV 是人乳头瘤病毒的英文缩写,它是一种 DNA 病毒,德国科学家哈拉尔德·楚尔·豪森(Harald zur Hausen)发现并证实了 HPV 能引起宫颈癌,并因此获得了 2008 年的诺贝尔生理学或医学奖。这项伟大的发现为之后宫颈癌疫苗的研制打下了基础。

目前已经鉴定出的 HPV 家族有 200 余种亚型,分为高危型和低危型,其中高危型 HPV 持续感染是引起宫颈癌的主要危险因素,全球超过 70% 的宫颈癌病例由两种亚型的 HPV(HPV16 型和 18 型)引起,此外还有几种亚型的高危型 HPV 也可以导致宫颈癌(31、33、35、45、51、52、58型)。另外,高危型 HPV 感染也是其他几种癌症的原因,尤其是 HPV16 型,也会引起其他部位的癌症,如阴道癌、外阴癌、阴茎癌、肛门癌、口咽癌症等,其中有些癌种在男性中更为普遍。而低危型的 HPV 感染特别是 6 型和 11 型则可引起生殖器疣,如尖锐湿疣,与宫颈癌无关。低危型还包括40、42、43、44、54、61、70、72、81 等型。

HPV 耐寒不耐热,在 55～60℃时即可发生变质,几分钟至十几分钟即被灭活,100℃时在几秒钟内即可灭活。但是,在 40℃以下可存活几天。

那么 HPV 是通过什么途径感染的呢?主要有以下几种感染途径。

(1)主要通过性交传播。当阴道黏膜上皮出现细小破损时容易发生感染。

(2)密切或间接接触。通过接触感染者的衣物、生活用品、用具等。也就是说,在日常生活中手接触到了带有 HPV 的东西,如厕、沐浴时会不经意将病毒带入生殖器官,或者是生殖器官直接接触到带有 HPV 的物品,也可以传染上 HPV,所以说感染 HPV 的概率非常大。

（3）医源性感染。医务人员在治疗护理时防护不当，造成自身感染或通过医务人员传给患者。

（4）母婴传播。婴儿通过孕妇产道的密切接触可感染。

也就是说，理论上无论有没有性生活，无论性生活是否混乱，都有可能感染 HPV，当然随着性生活增加，感染 HPV 的风险也随之增加，而性伴侣数是生殖道 HPV 感染的危险因素之一。

另外，HPV 感染的危险因素还包括不良性行为、吸烟、性生活过早、早育、多产、营养不良、免疫力低下等。HPV 是一种特异性病毒，男性可感染但是不容易发病，但会传染给女性。

据统计，约 80% 有性行为的女性在一生中会感染上 HPV，这个数据虽然令人惊恐，但事实上，90% 以上感染 HPV 的女性会通过自身免疫在 2 年内自动清除 HPV，不会得宫颈癌。约 10% 的女性因免疫力或其他因素而持续感染或重复感染 HPV，成为患宫颈癌的高危人群。但即使持续感染了高危型 HPV，也仅有 10% 的人经过数年至 10 余年的时间发展为癌前病变和宫颈癌。高危型 HPV 感染只是提示有病毒存在，意味着患宫颈癌的风险较高，但并不表示已经患有宫颈癌，所以无论是宫颈癌还是癌前病变，留给人们发现疾病的时间都是很充裕的，因此不要过于恐慌。女性朋友们只要到专业的医疗机构定期检查，就能早期发现宫颈病变，及早治疗，阻断疾病的进一步发展。

第八章
谈"癌"不必色变

① 子宫无忧攻略：宫颈癌——可以预防的癌症

之前有个新闻，有位姑娘去理发店做头发，一位"老师"看她脸上有很多雀斑（其实是扁平疣），说这是"宫颈癌细胞"扩散到脸上了，得赶紧治，不然后果很严重。

那么接下来就让我们谈谈宫颈癌那点事儿。

1）宫颈癌的好发部位

首先我们来看看什么是宫颈。宫颈，又叫子宫颈，从下图我们可以看出子宫呈一个倒三角形，上半部分为子宫体，下段连接阴道的部分为我们的宫颈。因此，我们可以把宫颈理解为是子宫的脖子。

宫颈上皮由宫颈阴道部鳞状上皮和宫颈管柱状上皮组成。而二者相交的区域即为转化区，又叫移行带，这个部位也是宫颈癌的好发部位。

那么为什么宫颈癌喜欢发生在这个区域呢？因为这个区域发生的"纷争"多。"纷争"多了，HPV 也就容易乘虚而入。在周期性变化的雌激素作用下，宫颈管柱状上皮侵入鳞状上皮的地盘——宫颈阴道部，就是我们常说的"宫颈糜烂"，宫颈糜烂不是病，而是随着生理周期出现的正常现象。

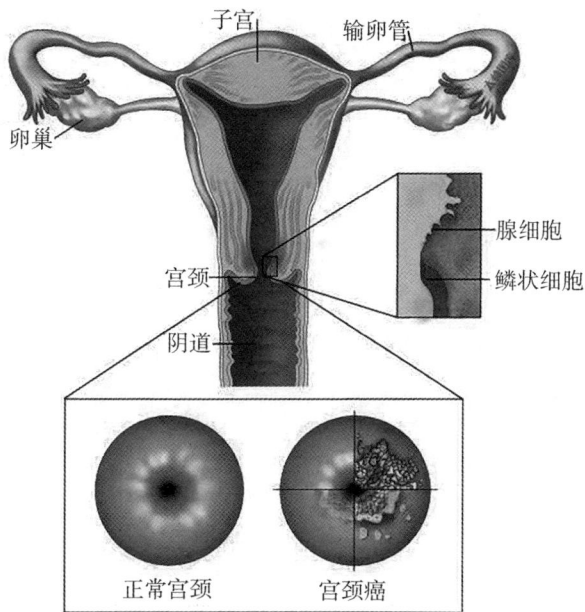

子宫
输卵管
卵巢
腺细胞
鳞状细胞
宫颈
阴道

正常宫颈　　宫颈癌

宫颈癌的好发部位

但是俗话说得好："强龙不压地头蛇"，在阴道酸性环境或致病菌的作用下，闯入鳞状上皮地盘的柱状上皮会逐渐被鳞状上皮替代。而替代的方式有两种，一种是由柱状上皮下的未分化储备细胞叛变，转变为鳞状上皮（鳞状上皮细胞化生），另一种是鳞状上皮直接反攻，长入柱状上皮与其基底膜之间,夺回地盘(鳞状上皮化)。

在这个混乱的地带,未成熟的化生鳞状上皮代谢活跃,容易在 HPV 的刺激下,发生细胞异常增生、分化不良等,最终发展为宫颈上皮内瘤变,甚至宫颈癌。

2)宫颈感冒了——HPV 感染

几乎所有流行病学资料结合实验室数据都强有力地支持,高危型 HPV 的持续感染是宫颈癌发生的必要条件。宫颈感染了 HPV,就好像宫颈感冒了,感冒了睡一觉能自己好,宫颈感冒了呢,也能自己好。大部分妇女的 HPV 感染期比较短,一般在 8～10 个月便可自行消失,2 年内我们的免疫系统一般会清除病毒。10％～15％的 35 岁以上妇女呈持续感染状态,而在持续感染的妇女中,又有极少数持续感染高危型的 HPV,她们可能发展为宫颈癌。尽管是极少数的情况,也要引起我们的重视。

那么感冒是通过飞沫等呼吸道传播为主,HPV 的传播途径有哪些呢? HPV 可以通过多种渠道感染,而宫颈感染主要通过性行为,所以要保护好自己,避孕套可以有效地阻止 HPV 的感染。

3)感染了 HPV 怎么办

第一,我们要保持良好的心态,良好的心态就是最好的免疫力。我们还要提高身体素质,不熬夜、不抽烟、不喝酒,身体素质提高了,免疫力也就提高了,那么身体主动清除病毒的能力也自然而然地提高了。

第二,也是最重要的,我们要定期随访检查。一般半年到一年复查一次 HPV 检测＋TCT/LCT,必要时还需配合阴道镜方面的检查。通过这些检查,我们不仅可以了解病毒感染的转归情况,还可以对宫颈病变做到早发现、早诊断、早治疗,把宫颈癌扼杀在摇篮里。

4) HPV 疫苗

既然敌人清楚了,武器也就随之研发出来了,那就是 HPV 疫苗。在我们国家的专家共识中明确指出,HPV 疫苗接种是预防 HPV 感染和相关疾病的有效方法,是 HPV 感染相关疾病的一级预防措施,低龄人群接种 HPV 疫苗的效果优于高龄人群,性暴露前接种免疫效果最佳。HPV 疫苗不仅适用于普通人群,也适用于高危、特殊人群。

截至目前,我国多地陆续启动九价 HPV 疫苗扩龄接种工作,将适用人群扩展至 9~45 岁,这就意味着可以让更多年龄层的女性通过疫苗获益,从而更有效、更大范围地降低宫颈癌的发生。但是疫苗不是万能的,女性朋友们仍然需要定期去专业的医院做相关检查。

总之,宫颈癌可控、可预防,我们要"战略上藐视敌人,战术上重视敌人"。祝各位女性朋友身体健康,远离宫颈癌。

② 子宫的养护手册:内膜癌,你不要过来呀

当今社会,子宫内膜癌的发病率越来越高,甚至有年轻化的趋势,给女性的健康带来了巨大的威胁。

1）子宫内膜有哪些高危因素

（1）年龄。子宫内膜癌与年龄密切相关，尤其是绝经后的 50 岁以上的女性。随着年龄的增长，女性体内激素水平发生变化，子宫内膜细胞的代谢也出现问题，从而增加了子宫内膜癌的风险。

（2）肥胖。肥胖是子宫内膜癌的一个重要高危因素。肥胖可能会导致体内雌激素水平增高，进而刺激子宫内膜的生长，增加子宫内膜癌的发病率。

（3）高血压和糖尿病。患有高血压和糖尿病的女性更容易患上子宫内膜癌。这些疾病与激素代谢、免疫功能等有关，增加了子宫内膜癌发病的风险。

（4）遗传。家族史是子宫内膜癌的一个重要高危因素。如果直系亲属（如母亲、姐妹）患有子宫内膜癌，那么你也有可能患上这种疾病。因此，定期体检和向医生进行咨询，对早期发现和预防子宫内膜癌非常重要。

（5）不孕症治疗。一些不孕症的治疗方法，包括辅助生殖技术（如试管婴儿）、使用促排卵药物，被认为会增加子宫内膜癌的发病风险。这是因为这些治疗方法会增加女性体内雌激素的水平，从而刺激子宫内膜的生长。

2）子宫内膜癌有哪些表现

子宫内膜癌的主要症状之一是异常子宫出血。女性在非月经期或月经结束后出现不正常的阴道流血，应引起警惕。这种出血可能会比平时月经量多，也可能伴有出血时间延长。

除了异常出血外，子宫内膜癌患者常常会感到盆腔疼痛或不适。这种疼痛可能表现为持续性的隐痛，也可能是剧烈的疼痛，需要及时了解原因。

另外，子宫内膜癌还可能导致患者出现排尿异常的情况，包括尿频、尿急、排尿困难等症状。这些问题可能是肿瘤对周围器官的压迫所致。

有些患者在子宫内膜癌早期可能没有明显症状，因此定期进行妇科检查和随访显得格外重要。一旦发现任何疑似症状，应及时就医，进行相关检查与治疗，这样才能更有效地控制病情发展。

3）子宫内膜癌的预防

第一，保持健康的体重是非常重要的。研究表明，肥胖与子宫内膜癌之间存在一定的关系。如果超重或肥胖，身体内的雌激素水平会增高，这会增加子宫内膜癌的风险。因此，通过保持适当的体重，可以降低患病的可能性。建议制订一个健康的饮食计划，并与医生一起制订合适的锻炼计划。

第二，规律的体育锻炼也是预防子宫内膜癌的一个重要方式。运动对身体的健康非常有益，可以帮助控制体重，还可以调节激素水平。每周至少进行150分钟的中等强度有氧运动，如快走、骑自行车或游泳，对保持健康至关重要。

第三，使用长期使用口服避孕药也可以降低患子宫内

膜癌的风险。研究表明，长期使用口服避孕药会减少 50％
的患病风险。这是因为避孕药中的激素可以影响雌激素的
释放，减少子宫内膜的增长。但使用避孕药之前，应该咨询
医生以确保合适的使用方法和剂量。

第四，定期接受妇科检查也是保护自己免受子宫内膜
癌侵害的关键。通过定期接受妇科检查，医生可以及早发
现任何异常变化，并采取相应的治疗措施。通常，建议女性
在 35 岁后每两年接受一次子宫内膜检查，如果有家族史或
其他高风险因素，建议增加检查的频次。

第五，需要注意的是，避免使用雌激素替代疗法也是预
防子宫内膜癌的重要措施之一。雌激素替代疗法常用于缓
解围绝经期症状，但长期使用可能会增加子宫内膜癌的风
险。如果考虑使用雌激素替代疗法，请务必与医生进行详
细咨询和评估，并选择更适合的替代方案。

总之，保持健康的体重、定期运动、长期使用口服避孕
药、定期妇科检查和避免使用雌激素替代疗法，可以降低患
上子宫内膜癌的风险。及早采取预防措施并与医生进行合
作，将有助于女性保持健康，并减少患病的可能性。记住，
预防比治疗更为重要！

3 子宫的好邻居：读懂卵巢发出的求救信号

卵巢是女性体内一对重要的生殖器官，肩负着排卵和
分泌激素的重要作用，他们的工作状态对女性的生理和心

理健康影响十分紧密。卵巢肿瘤是常见的妇科肿瘤,它的组织类型复杂,包括良性肿瘤和恶性肿瘤。然而,无论是哪一种类型的肿瘤,早期大多数没有明显的临床症状,这会导致许多患者错过治疗时机。因此,早期发现卵巢肿瘤、治疗并预防卵巢肿瘤十分重要。

1) 初识卵巢

卵巢位于盆腔深部,大小约 4 cm×3 cm,主要由卵巢悬韧带、卵巢固有韧带等结构固定,是维护女性健康当之无愧的"左膀右臂"。早在胚胎的第十周,卵巢结构就开始出现,与此同时,卵巢中数百万的始基卵泡开始形成。在胎儿时期,这些卵泡不断闭锁,直到生育期后,除了妊娠期和哺乳期外,正常女性每个月一般只有一颗卵泡可以完全成熟,排出卵子。健康女性一生中有 400~500 个卵泡发育成熟并且排卵。卵子排出后会被身边的输卵管伞拾取到管腔内,如果此时卵子遇到精子形成受精卵,那么这颗"种子"在环境适宜的情况下将会游到宫腔内,种植到子宫内膜这片土壤上,生根发芽,发育成健康的胚胎。如果没有受精,卵巢分泌的雌、孕激素则会发生一系列相应变化,维持女性正常的生理周期。

2) 卵巢肿瘤的症状

无论是良性还是恶性的卵巢肿瘤,患者在早期基本没有明显的临床症状。随着疾病进展,良性卵巢肿瘤增大时,患者可能出现腹胀,一部分人平卧时可以自己摸到腹部包块,当肿瘤增大压迫到盆腔内其他器官后,可能出现尿频、排尿困难、尿潴留、便秘、心悸等不适。恶性卵巢肿瘤除了以上症状外,还可有消瘦、贫血、不规则阴道出血或绝经后出血等症状。

除了肿瘤的原发表现外,部分卵巢肿瘤的患者还可能出现相应并发症,包括卵巢肿瘤蒂扭转、破裂、感染等。一部分患者常常在运动后、同房后、大便后或者改变体位后突然出现下腹剧痛,并伴有恶心、呕吐。这些症状是卵巢在提醒我们及时就医。如果不能得到及时有效的治疗,可能导致卵巢扭转缺血坏死、失血性休克、感染性休克等情况的发生,严重者危及生命。

3)发现卵巢肿瘤需要做哪些检查

(1)影像学检查。超声检查是首选的卵巢肿瘤影像学检查方法,可以根据肿瘤的形态、血流信号鉴别肿瘤的性质,符合率大于90%。盆腹腔CT是卵巢癌最常用的检查方法,可以判断肿瘤对周围组织的侵犯情况以及远处转移情况。盆腔磁共振有助于确定肿块起源,辅助CT对卵巢癌进行术前分析。

(2)肿瘤标志物检查。血糖类抗原125、血清人附睾蛋白4、血清甲胎蛋白、血清人类绒毛膜促性腺激素、性激素等指标的检查可用于卵巢肿瘤的辅助诊断以及监测复发。糖类抗原125是最常用的卵巢肿瘤标志物,约80%的卵巢肿瘤患者糖类抗原125水平均有增高,但早期患者常常增高不明显。人附睾蛋白 4 也是用于卵巢癌诊断的肿瘤标志物,不受月经周期及绝经状态的影响,对以上人群诊断卵巢癌的特异性更高。

4) 得了卵巢肿瘤怎么办

绝经前无症状的功能性囊肿,多数可以自行消退,不需要特殊治疗。对于有症状、性质不清、有增大趋势的卵巢肿瘤,建议手术治疗。腹腔镜手术是良性卵巢肿瘤的首选手术方式,绝经前的患者可以选择只剥除肿瘤,保留健康的卵巢组织,绝经后女性可以酌情行患侧或双侧输卵管、卵巢切除术。卵巢恶性肿瘤一般采取经腹手术,早期的恶性肿瘤患者首选同时切除子宫、卵巢、输卵管、大网膜、阑尾以及盆腹腔淋巴结。如果患者有生育要求,对于部分患者,可以通过术前冻卵、辅助生殖等手段,在安全的基础上保留子宫和健侧卵巢。术后根据肿瘤的病理类型、肿瘤分期和术中的具体情况,决定后续是否需要继续化疗、靶向治疗或者免疫治疗。

由于恶性卵巢肿瘤容易复发,此类患者需要进行长期的规范随访。在治疗结束后的第 1~2 年,每 3 个月复查 1 次,之后的 3 年每 3~6 个月复查 1 次,第 5 年后每年复查 1 次。随访内容包括患者的一般情况、肿瘤标志物以及超声检查,结果异常时根据情况进一步完善盆腔 CT 或者 MRI 检查。

5) 为什么会得卵巢肿瘤

卵巢肿瘤的发病原因尚不明确。根据目前的研究结果显示,正常女性一生中患恶性卵巢肿瘤的风险约为1%。但是,卵巢癌具有一定的遗传性,BRCA 基因携带对卵巢癌的发生影响最为显著。存在卵巢癌、乳腺癌、输卵管癌家族史的妇女,均属于卵巢癌的高危人群,此类人群需要进行遗传咨询,接受基因检测。对于存在 BRCA 基因携带的高危人群,建议 30~35 岁起开始进行定期进行血糖类抗原 125 和阴道 B 超的联合筛查,在完成生育后可以预防性切除双侧输卵管、卵巢,降低卵巢癌的风险。

6)怎样预防卵巢肿瘤

由于卵巢肿瘤起病隐匿,目前暂时缺乏对所有女性均切实有效的预防卵巢肿瘤的手段,但是可以通过以下几种方式降低患病风险。

(1)规律体检,生育期每年随访妇科 B 超,如果 B 超提示存在卵巢肿瘤,遵医嘱随访糖类抗原125,适时复查,不延误手术时机。

(2)情绪乐观,保持心情舒畅,培养良好的生活习惯,健康饮食,规律作息,增强个人体质。

(3)如果出现不明原因的腹痛腹胀、阴道出血、消瘦乏力,应及时就医,避免讳疾忌医。

(4)对于存在卵巢癌、乳腺癌、输卵管癌等恶性肿瘤家族史的高危人群,及时完成基因筛查,加强随访阴道 B 超、肿瘤标志物,明确携带 BRCA 基因者,适时预防性切除双侧输卵管、卵巢。

总而言之，卵巢肿瘤是可以发生于任何年龄段的常见妇科肿瘤，恶性卵巢肿瘤的致死率高居妇科恶性肿瘤首位，只有提高警惕、规律体检，才能及时发现卵巢的求救信号，保卫卵巢健康，守护女性健康。

第九章
子宫呵护小贴士

① 子宫的保养计划:女性健康体检的重要性

生活就像一座高塔,健康是它的基石。没有健康的身体,我们的生活就会变得摇摇欲坠,所有的梦想和希望都将成为空中楼阁。然而,随着生活节奏的加快,我们的身体健康面临着诸多挑战。因此,我们需要一种有效的预防疾病的方法,那就是体检。

1)如何进行女性的妇科体检

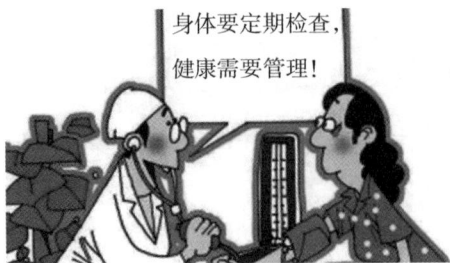

身体要定期检查,
健康需要管理!

（1）确定体检时间。常规的妇科体检包括子宫附件 B 超、阴道分泌物、宫颈 HPV 及液基细胞学检查。一般选择在月经结束后的 3～7 天内进行,主要有以下几个原因:在月经期间,女性的身体经历了一系列的变化,包括激素水平的波动和血液流量的改变。这些变化可能会对体检结果产生影响。此外,月经期间,子宫颈口略微张开,这可能增加细菌进入子宫的风险。如果在月经未完全结束时进行妇科检查,有可能导致感染或加重感染。月经结束后,女性的体内激素水平逐渐恢复正常,此时进行体检可以更准确地反映女性的生理状况。月经结束后,宫颈分泌物较少,视野清晰,也可以更准确地检查宫颈情况。因此,选择在月经干净后的 3～7 天进行体检,可以降低感染的风险。

但是一些针对性的检查则有特定的时间,如性激素相关检查一般选择在行经的第 2～5 天进行抽血;子宫内膜息肉的检查一般选择在行经的第 5～7 天进行超声检查,卵泡的监测选择在下次月经来潮 2 周之前开始等。如果你记不住这些,没关系,把你的需求告诉妇科医生,医生会为你安排最合适的体检时间。

（2）准备相关证件和资料。携带身份证、医保卡等相关证件,以及过往的病历、检查报告等资料,以便医生更好地了解你的身体状况。

（3）着装要求。选择宽松、易穿脱的衣物是非常重要的。妇科检查通常需要受检者脱掉裤子,暴露私密部位。

如果穿着紧身衣物,可能会给检查带来不便,浪费时间。穿着宽松、易穿脱的衣物可以节省时间,提高检查效率。

（4）心理准备。保持积极乐观的态度。积极乐观的态度可以帮助女性更好地面对体检,减少焦虑和恐惧。可以告诉自己这只是一次常规检查,没有什么好担心的。

（5）禁止性生活。体检前2~3天尽量避免性生活。在女性体检中,医生会进行一些妇科检查,包括阴道检查和宫颈涂片等,这些检查可能会触及女性的隐私部位,如果女性在体检前有性生活,可能会对检查结果造成干扰,影响医生的诊断。

此外,女性在体检前禁止性生活还可以避免感染。性生活可能会增加女性感染的风险,而体检前的性生活可能会影响医生的诊断和判断。

（6）避免局部冲洗阴道或用药。阴道冲洗可能会破坏阴道内的环境,导致阴道菌群失调,从而影响体检结果。用药可能会对体检结果造成干扰,影响医生的诊断。

（7）告知医生个人情况。建议提前记录月经情况,尤其是月经不规则的女性朋友,需对月经的准确描述,有助于医生做出正确的判断。如果有性生活史,应告知医生,以免影响检查结果。如果近期有服用药物,如紧急避孕药等,也建议提前告知医生。

2）妇科体检的流程

（1）挂号并咨询医生。首先需要在医院挂号,并咨询医生是否需要预约检查。医生会询问一些基本情况,如年龄等。

（2）进行妇科检查。医生会进行妇科检查,包括观察外阴、阴道、宫颈等部位,以及进行宫颈 HPV 检测、液基细胞学、阴道分泌物的采样等。

（3）询问病史。医生会询问一些病史,如月经周期、性生活史、生育史等,以了解患者的身体状况。

（4）进行影像学检查。如 B 超、CT 等,以进一步了解子宫、卵巢等器官的情况。

（5）医生评估并给出建议。医生会根据检查结果评估患者的身体状况,并给出相应的建议和治疗方案。需要提醒的是,宫颈 HPV 及液基细胞学检查结果报告需要等待5～7 个工作日,请大家不要忘记取报告。目前很多医院都有线上报告查询,大家就诊时可以询问线上查询方法,这样就大大节省了时间。

3）不同年龄段女性的体检重点

（1）20～30 岁。这个年龄段的女性通常开始有性生活并处于生育期,因此需要特别注意预防传染性疾病的发生,尤其是性传播疾病。此外,也应该关注自己的生殖健康,定期进行妇科检查和宫颈防癌筛查。

（2）30～40 岁。这个阶段的女性已经进入生育期或者已经成为母亲,因此需要着重进行常见妇科疾病的体检,如宫颈炎、盆腔炎等。同时,也需要进行宫颈防癌筛查,以确保宫颈的健康。此外,有家族遗传病史的女性应该考虑进行乳腺癌筛查。

(3)40～50岁。这个阶段是女性肿瘤的高发期,需要注重三大妇科肿瘤(宫颈癌、子宫内膜癌、卵巢癌)以及乳腺癌的预防及筛查。同时,也不能忽略消化道肿瘤的筛查,定期进行胃肠镜检查是非常必要的。此外,也应该关注自己的心血管健康,定期进行血压、血脂等检查。

(4)50～60岁。这个阶段的女性需要更加关注身体的健康状况,除了定期体检外,还需要注重已有的慢性病管理,如高血压、糖尿病等,同时也要警惕心脑血管意外的出现。此外,还应该关注自己的骨密度和骨关节健康,定期进行骨密度检查和骨关节检查。

(5)60岁以上。60岁以上的女性,除了定期体检外,还需要注重已有的慢性病管理,警惕心脑血管意外的出现。同时也要关注自己的营养状况和免疫力情况,保持健康的饮食和生活方式。

4)女性体检常见的误区

(1)只有已婚女性才需要做妇科检查。实际上,无论已婚与否,女性都应该进行妇科检查。因为妇科检查可以发现多种妇科疾病,如子宫肌瘤、卵巢囊肿等,而这些疾病在早期是没有明显症状的。因此,妇科检查是早期发现和预防妇科疾病的重要手段。

(2)自认为身体好,没必要定期体检。即使你觉得自己身体状况良好,也需要进行定期体检。这是因为许多疾病在早期是没有明显症状的,只有通过体检才能发现并及早治疗。此外,定期体检还可以监测身体状况,及时发现并预防潜在的健康问题。

(3)感染了 HPV 就是患上了宫颈癌。实际上,HPV虽然是宫颈癌的主要诱因之一,但并不是所有感染 HPV的女性都会患上宫颈癌。因此,感染 HPV 后需要定期进行宫颈细胞学检查和 HPV 检测,以监测病情发展。

(4)宫颈糜烂容易致癌。实际上,宫颈糜烂并不是一种疾病,而是一种生理现象。它通常是由激素水平变化导致的宫颈上皮细胞过度生长。大多数情况下,这种现象是良性的,并不会引起任何症状或并发症。因此,无须过度担心或治疗宫颈糜烂。

(5)害怕检查出问题所以不体检。有些女性因为害怕检查出问题而不敢去做体检,这种心理是不对的。只有定期体检才能及时发现和处理身体的异常情况,及早治疗疾病,避免病情恶化。如果不进行体检,可能会错过发现和治疗疾病的机会。

(6)做检查是给医生添麻烦。有些女性认为做检查是给医生添麻烦,这种想法是不正确的。医生需要通过检查来了解患者的病情,做出准确的诊断和治疗方案。因此,做检查是必要的,也是为了更好地了解自己的身体状况。

(7)忽略医生建议的复查或进一步检查。有些女性在体检后忽略医生建议的复查或进一步检查，这种做法是不对的。医生建议复查或进一步检查是为了更好地了解患者的病情，及时发现和处理潜在的问题。因此，应该遵循医生的建议进行复查或进一步检查。

（8）不重视医生的建议。有些女性在体检后不重视医生建议的治疗或药物，这种做法是不对的。医生建议的治疗或药物是为了帮助患者更好地管理身体健康，患者应该遵循医生的建议进行治疗或用药。如果不遵循医生的建议进行治疗或用药，可能会错过治疗疾病的机会，甚至导致病情恶化。

（9）忽略生活方式的调整和改善。有些女性在体检后忽略生活方式的调整和改善，这种做法是不对的。生活方式对身体健康有很大的影响，如饮食、运动、休息等。因此，应该遵循医生建议，调整和改善生活方式，以保持身体健康。

（10）认为接种疫苗可以完全预防疾病。有些女性认为接种疫苗可以完全预防疾病，这种想法是不对的。虽然接种疫苗可以有效地预防一些疾病的发生，但并不能完全避免疾病的发生。因此，除了接种疫苗外，还需要注意个人卫生、保持健康的生活方式等，以预防疾病的发生。

（11）忽略身体出现的小问题。有些女性忽略身体出现的小问题，如皮肤瘙痒、口腔溃疡等，认为这些小问题不值得关注。然而，这些小问题可能是潜在疾病的表现，如果忽略它们，可能会错过发现和治疗疾病的机会。因此，女性应该关注身体的任何异常变化，及时进行就医。

（12）盲目相信自我感觉。有些女性在判断自己的身体状况时，盲目相信自我感觉，这种做法是不对的。虽然自我感觉可以反映身体的一些情况，但有时候自我感觉并不准确，可能会误导判断。因此，女性应该定期进行体检，并且不要忽视医生的建议和检查结果。

（13）认为心理问题不重要。有些女性认为心理问题不重要，不需要关注和治疗。然而，心理问题如焦虑、抑郁等不仅会影响女性的情绪和心理健康，还会对身体健康产生负面影响。因此，女性应该关注自己的心理健康状况，及时进行就医和治疗。

（14）过度减肥或盲目跟风节食。有些女性为了追求苗条的身材，经常过度减肥或盲目跟风节食，这种做法是不对的。过度减肥或盲目跟风节食不仅会影响身体健康，还会导致营养不良、免疫力下降等问题。因此，女性应该选择健康、合理的饮食方式，保持营养均衡。

（15）忽略身体的疲劳和无力。有些女性经常忽略身体的疲劳和无力，认为这是正常的生理现象。然而，如果身体的疲劳和无力持续存在或者加重，可能是身体潜在疾病的征兆。因此，女性应该关注身体的疲劳和无力情况，及时进行就医和治疗。

（16）不重视睡眠质量。有些女性不重视睡眠质量，经常熬夜或者失眠。然而,睡眠是身体修复的重要过程,如果睡眠质量不好或者失眠,会影响身体健康和心理健康。因此,女性应该注意睡眠质量,保持规律的睡眠时间和睡眠环境,避免熬夜和失眠。

（17）忽略身体的疼痛和不适。有些女性忽略身体的疼痛和不适,认为这只是暂时的生理现象。然而,如果身体的疼痛和不适持续存在或者逐渐加重,可能是身体潜在疾病的征兆。因此,女性应该关注身体的疼痛和不适情况,及时进行就医和治疗。

（18）忽视慢性疾病的管理。有些女性在得知自己患有慢性疾病后忽视疾病的管理和治疗。然而,慢性疾病如果得不到有效的控制和管理,会对身体健康产生严重影响。因此,女性应该重视慢性疾病的管理和治疗,遵循医生的建议进行用药和治疗,定期进行随访和检查。

（19）过度依赖保健品和营养补充剂。有些女性为了追求身体健康,经常过度依赖保健品和营养补充剂。然而,过度摄入保健品和营养补充剂可能会对身体造成负面影响,如肝肾功能损害等。甚至有些保健品含有激素类成分,长期服用可能会诱发身体问题。因此,女性应该选择健康、合理的饮食方式,保持营养均衡,避免过度依赖保健品和营养补充剂。

（20）忽视妇科检查。有些女性认为自己没有出现任何问题,由于害羞、惧怕等心理因素,拒绝妇科检查。然而,妇科检查是预防和早期发现妇科疾病的重要手段，可以帮助医生发现潜在的病变，及时采取有效的治疗措施。因此，女性应该定期进行妇科检查，以保护自己的身体健康。

❷ 子宫小卫士：宫颈癌疫苗

宫颈癌疫苗（即 HPV 疫苗）2006 年问世，2016 年进入中国市场，大家对它已不陌生，但还是会有一些疑问。有的人想打疫苗又担心不良反应，有的人认为打了疫苗就不会生宫颈癌。前不久，笔者在门诊遇到一名不到 40 岁的女性，因同房后阴道出血就诊查出宫颈癌，她一个劲儿讲："打过宫颈癌疫苗了怎么不管用呢！"仔细一问，得知她 5 年前听朋友讲打疫苗可以防宫颈癌，就在社区接种了四价 HPV 疫苗，但近些年她从未做过宫颈筛查，令人扼腕！为了避免发生类似悲剧，这里有必要和大家聊聊 HPV 疫苗。

1）HPV 疫苗的作用原理

HPV 疫苗也称宫颈癌疫苗，主要成分为灭活 HPV 外壳的特定蛋白质（病毒样颗粒）及辅料。当人体接种疫苗后，这些特定蛋白质会激活免疫系统，产生针对 HPV 的抗体。当人体再次接触到 HPV 时，免疫系统能够迅速识别并攻击病毒。抗体与病毒结合，阻止其进入人体细胞，并激活其他免疫细胞来消灭病毒，从而阻断高危型 HPV 的感染和繁殖，间接预防宫颈癌及癌前病变等相关疾病的发生。

2）HPV 疫苗的种类

HPV 疫苗根据可预防的病毒亚型数量，可以分为双价、四价和九价 HPV 疫苗。所谓"价"对应的即为一个病毒亚型，"价"越高，代表可预防的 HPV 病毒亚型越多。当前，国内已上市的 HPV 疫苗有 5 种，3 种为双价 HPV 疫苗（国产、进口产品各 1 种），以及四价和九价 HPV 疫苗各 1 种（均为进口产品）。双价 HPV 疫苗含有 HPV16、18 型；四价 HPV 疫苗含有 6、11、16 和 18 型；九价 HPV 疫苗含有 6、11、16、18、31、33、45、52 和 58 型。

3）HPV 疫苗会传染病毒吗

HPV 疫苗的主要成分是经过严格灭活处理后的病毒外壳蛋白质，没有病毒 DNA 或 RNA，不是病毒，无传染性，不会造成病毒感染。

4）打几价 HPV 疫苗好

接种疫苗主要是为了预防宫颈癌的发生，我国女性感染率较高的 HPV 亚型是 16、18 型，目前上市的疫苗都可以有效预防 HPV16、18 型感染导致的宫颈癌及癌前病变，并且效果显著。与双价相比，四价 HPV 疫苗还能预防 HPV6、11 型所致的生殖器疣；双价、四价疫苗预防宫颈癌的比例约 70%，九价疫苗多预防了 5 种高危 HPV 病毒亚型，将预防宫颈癌的比例提高到 90%。

目前，世界卫生组织关于 HPV 疫苗立场文件，对双价、四价、九价疫苗的推荐没有偏好，可根据疫苗种类、价格、可及性，结合自身特点、年龄条件等方面进行选择，不必刻意等待某种疫苗。

要注意的是，HPV 疫苗只能预防尚未感染的人，不能治愈已患的 HPV 感染。

5）HPV 疫苗接种年龄

当前几种疫苗接种年龄均为 9～45 岁，提倡尽早接种，首次性行为之前完成 HPV 疫苗全程接种对预防 HPV 感染及相关疾病的保护效果较佳。

随着年龄增长，HPV 暴露风险升高，性生活开始后 HPV 的暴露风险更为显著，我国女性 HPV 感染呈"双峰"特征，第一个感染高峰在 5～24 岁，第二个感染高峰出现在 40～44 岁。因此，在低龄、尚无性生活的女孩中接种 HPV 疫苗的获益会更高。世界卫生组织推荐，HPV 疫苗的首要接种人群为 9～14 岁女孩。

超过 45 周岁的女性还可以打疫苗吗？45 岁后，满 46 岁前可以接种，但要在满 46 岁前完成三针注射才可以。目前，满 46 岁的人群不可以接种 HPV 疫苗，一方面是缺少这部分人群的临床研究数据支持；另一方面，这部分人群接种的获益较适龄人群相对要差。

6）有过性生活的女性还可以接种 HPV 疫苗吗

有过性生活或已生育，甚至已感染过 HPV 的人群，均可接种 HPV 疫苗。有数据显示，接种 HPV 疫苗之后，我们的免疫系统所产生的抗体数量是未接种 HPV 疫苗但感染 HPV 的 20~80 倍。HPV 感染不是疫苗的禁忌证,已感染过或正在感染 HPV 的适龄女性接种 HPV 疫苗,能预防其他型别 HPV 的感染或相同型别的再次感染,从而预防 HPV 感染相关疾病。

7) 接种过一针或两针的双价或四价 HPV 疫苗,可以改接种九价 HPV 疫苗吗;已经完成全程的双价或四价 HPV 疫苗接种,还可以接种九价 HPV 疫苗吗

世界卫生组织关于 HPV 疫苗立场文件中,有关三种 HPV 疫苗互换使用的安全性、免疫原性或效力的资料十分有限。这些疫苗在特性、组分和适应证方面各不相同,目前尚无临床数据支持不同 HPV 疫苗间可互换使用。即使有多种价次的 HPV 疫苗选择,也应努力做到统一接种程序,各剂次使用同一种疫苗。

九价 HPV 疫苗说明书中提到,完成 3 剂四价 HPV 疫苗接种后,至少间隔 12 个月后可再接种九价疫苗,且要接种 3 剂。

目前尚无接种双价疫苗后接种九价疫苗的临床研究数据,故暂不推荐。

8) HPV 疫苗接种的时间间隔

双价 HPV 疫苗 3 剂次的接种间隔时间为 0、1、6 月;四价、九价 HPV 疫苗 3 剂次接种时间间隔为 0、2、6 月。原则上第 2 剂与第 1 剂间隔不得少于 1 个月,第 3 剂与第 2 剂的接种间隔不得少于 3 个月,每个接种间隔可延迟,但不得

提前。

如果因特殊原因,第2针和(或)第3针未及时接种,不需要重新接种,只需补齐后续剂次就可以。条件允许的情况下尽快接种,最好一年内完成三剂次接种。

目前国产双价 HPV 疫苗及进口九价 HPV 疫苗,对9～14 岁的女性,两剂次接种即可,即第0、6 月各接种1剂。

9) 一次接种 HPV 疫苗的保护效力可以维持多久,能终身免疫吗,接种完三针后还要补打吗

当前临床研究数据显示,四价 HPV 疫苗接种持续 10 年多时间,没有发现 HPV6、11、16 和 18 型相关宫颈或生殖器疾病的突破病例;双价疫苗接种,预防 HPV16、18 型感染与宫颈病变的效力也持续 9 年多;九价疫苗接种预防感染和宫颈等生殖器病变的效力持续了 6 年余。

没有一种疫苗可以起到 100% 的保护效果。接种 HPV 疫苗可以降低宫颈癌的发生概率,但不能终身预防宫颈癌。现有的疫苗研究数据显示,疫苗长期保护效果好,具有长期免疫性,但 HPV 疫苗问世至今时间有限,疫苗接种后也有免疫失败的可能。且研究对象系年轻人群,目前尚未到宫颈癌发病高峰年龄,不能代表全部人群。当前的几种 HPV 疫苗尚未覆盖所有的高危 HPV 病毒型别。另有一小部分宫颈癌的发生与 HPV 感染无关。

世界卫生组织当前关于 HPV 疫苗立场文件中,没有推荐再次接种补打的建议。接种疫苗是一级预防,宫颈癌

筛查是二级预防，即使接种了 HPV 疫苗，仍建议已婚或有性生活史的女性定期进行宫颈癌筛查，如宫颈细胞学和 HPV 联合筛查。

10）备孕、孕妇和哺乳期女性可以接种吗，接种疫苗后怀孕怎么办

备孕、孕期、哺乳期不建议接种，如果接种期间发现怀孕，应暂停接种，待哺乳期结束后再接种后续剂次。

接种 HPV 疫苗不会影响生育。动物实验中未发现接种 HPV 疫苗对生殖、妊娠、胚胎发育等有直接或间接不良影响，但缺少良好的对照研究，故不推荐孕妇接种 HPV 疫苗。

在临床试验中，尚未观察到 HPV 疫苗诱导的抗体经母乳分泌，但由于许多药物可经母乳分泌，因此哺乳期妇女应谨慎。

11）HPV 疫苗接种多久可以怀孕

目前没有指南明确建议疫苗接种后多久可以怀孕。现有数据资料显示，HPV 疫苗对生育没有影响，建议疫苗全程接种完成并来过 1 次月经后可备孕。由于完成疫苗全程接种需要半年时间，若有生育打算，建议至少提前 9 个月做好疫苗接种安排。

12）HPV 疫苗不宜接种的情形

感冒发烧期间或有急性病治疗期间不宜接种，待病愈后接种。

对蛋白质或者对疫苗的其他成分有过敏反应者,不宜接种。注射后有超敏反应症状者,后续剂次不应再行接种。

因球蛋白可能会对疫苗效果产生影响,故使用球蛋白者要间隔 3 个月以上才能接种疫苗。

原则上不能与其他疫苗同时接种,与其他疫苗的接种间隔时间至少为 2 周。但若因动物咬伤、外伤等原因需要接种狂犬疫苗、破伤风疫苗、免疫球蛋白时,可不考虑疫苗的接种间隔。

有血小板减少症或其他肌内注射禁忌证的凝血障碍者不宜接种。

备孕、孕期、哺乳期不宜接种。月经期不是疫苗接种禁忌,考虑到较多女性在经期会有一些生理不适,可以避开月经期接种。

13)接种 HPV 疫苗之前要做 HPV 检测吗

不论 HPV 感染与否,适龄女性均可接种 HPV 疫苗,就此而言,接种前并不要求 HPV 检测。

但从预防宫颈癌的目的及要求来讲,如果已婚或有 3 年以上性生活史的女性超过 1 年未做宫颈筛查,则有必要进行 HPV 检测及细胞学筛查,及早发现或排除宫颈异常病变。

14)HPV 疫苗有什么不良反应

HPV 疫苗自 2006 年推出,其安全性已经获得世界卫生组织的认可。常见的不良反应和一般疫苗类似,症状较轻微,如注射部位红肿痛、瘙痒、发热,注射后偶见头痛、头晕、恶心、疲劳等。这些状况都是轻微的,通常 1～2 天自行缓解,无需特殊治疗。若症状加重、持续时间长,应及时到医院就诊。每个人的体质不同,反应程度也可能不同。另外,接种疫苗要选择正规医院,保证安全性。

15)接种疫苗还有哪些注意事项

疫苗接种后要现场留观 30 分钟。绝大多数的严重不良反应,如严重过敏反应等常发生在疫苗接种后的 30 分钟内。疫苗接种后注意休息,避免剧烈运动及劳累。

16)男性需要接种 HPV 疫苗吗

感染 HPV 在男性和女性中都很常见,人一生中感染 HPV 的概率是 80% 左右,接种 HPV 疫苗可预防男性肛门癌、阴茎癌、口腔癌、尖锐湿疣等。男性接种 HPV 疫苗后,可有效避免 HPV 传染给性伴侣或家人。但由于男性相关恶性疾病发病率相对低,考虑到成本和收益,世界卫生组织以及大部分国家的官方文件没有推荐男性接种 HPV 疫苗。目前我国大部分地区供应的 HPV 疫苗尚未对男性开放,但若条件允许,适龄男性可以考虑接种。

17)接种 HPV 疫苗后,还要进行宫颈癌筛查吗

需要!回顾本篇开头提到的那位令人痛惜的患者,答案不言而喻,无论疫苗接种与否,均要进行宫颈癌筛查。当前市面上的疫苗并不能覆盖所有的病毒亚型,不能预防全部的宫颈癌,不同种类的疫苗预防效率不一样,此外,有疫苗接种免疫失败的可能。另有少部分宫颈癌与 HPV 感染

无关,接种疫苗无效,且仅筛查 HPV 也无效,尚需联合细胞学筛查等。

总之,如果没有疫苗接种禁忌证,在适合接种的年龄内且条件允许的话,就尽快预约接种疫苗吧! 早接种,早获益! 如果错过接种年龄,不要懊恼,定期宫颈癌筛查依然是预防宫颈癌的好方法! 当然,打过疫苗的朋友,也不要忘了,要定期宫颈筛查!

3 子宫小课堂:谁动了我的子宫——子宫切口憩室知多少

"医生,我剖宫产一年多了,现在月经老是滴滴答答的,十几天才干净?"

"医生,我这次怀孕为什么会怀在上次剖宫产的切口上?"

"医生,我明明月经已经干净了好几天,现在又有点出血!"

近年来,笔者经常在门诊碰到这样一群患者,月经周期规律,但是就是莫名滴滴答答不干净,有时候持续三、五天,有时候十天半个月也不干净,出血量也不是很多,但就是不干净。一问病史,这些患者无一不是剖宫产术后出现这个症状。这就是我们今天要聊的一个疾病——子宫切口憩室。

我国剖宫产率在全世界遥遥领先,高达 50％ 甚至更高。在我国剖宫产已经呈病态,人们总归有各种各样的奇葩理由选择剖宫产。"没力气生了——剖!""怕顺产后阴道松弛——剖!""怕痛——剖!""今天是个好日子——剖!""马上 9 月 1 日开学了,赢在起跑线上——剖!"……

剖宫产多了,相关的并发症和后遗症也多了。我们都知道,剖宫产需要切开孕妇的子宫,会对子宫组织造成非常大的损伤,切口憩室就是子宫切口部位由于愈合缺陷出现的突向浆膜层的一个凹陷。简单地说,就是开刀后子宫的伤口上有个小洞。不同的研究中剖宫产子宫切口憩室的发生率存在较大差异,预测为20％～86％,平均56％,随着剖宫产次数的增加,剖宫产术后子宫切口憩室的发病率也随之增高。

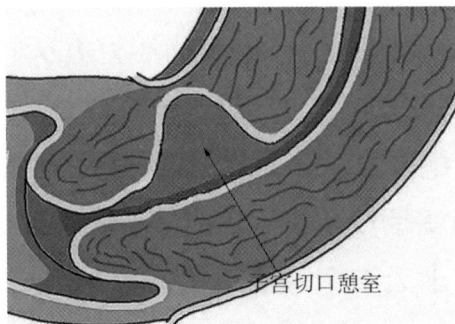

子宫切口憩室

1) 为什么会出现剖宫产切口憩室

(1) 剖宫产切口两端的肌肉厚度不同,上面厚下面薄,收缩力量和对合的不同,容易造成愈合不良。

(2)术中缝合较密,每个人的体质不同,对缝线吸收快慢不一样。

(3)剖宫产切口感染。这个切口主要是指子宫上的切口,感染经过抗生素的控制和自身免疫力的加持,切口基本都能愈合,但愈合好坏不一样。

(4)现在的孕妇们对体重都越来越重视,对体型也很在意,过度控制导致孕期、产后贫血,进食蛋白质少,同样影响切口的愈合。

(5)产妇们术后活动少,进食粗纤维食物少,饮食过于精细导致便秘、腹胀,还有剧烈咳嗽等腹压增加也会影响切口的愈合。

(6)还有一些原因可能与产后生活作息不规律有关,如吸烟、酗酒等。

2)剖宫产切口憩室有什么症状

(1)出血。可有多种表现,比如经期延长、经间期阴道流血、性交后出血等。

(2)疼痛。主要是因为剖宫产瘢痕子宫内膜异位,部分患者可有慢性下腹痛、性交痛或经期腹痛等症状。

(3)不孕。在切口憩室中残留的经血可能使宫颈黏液性状发生改变,增加了局部的炎性反应,不利于精子在宫颈的停留与通过。与此同时,局部慢性炎症亦有杀灭精子作用,可造成不孕。

（4）子宫瘢痕妊娠。少数再次怀孕的女性，受精卵正好种植在憩室部位，成为憩室妊娠，极易发生子宫破裂。

3）怎么检查

（1）超声检查。可以选择经腹部、经阴道或者经肛门的超声检查。

（2）子宫输卵管造影。

（3）磁共振检查。

（4）宫腔镜检查。

4）子宫切口憩室需要治疗吗

（1）部分剖宫产切口憩室患者平时没有任何症状，月经规则，经量正常，没有生育要求，就不需要进行任何特殊的处理和治疗，但是一定要注意避孕。

（2）如果患者月经期间出现了月经淋漓不尽、腹痛等症状，可以在医生指导下口服避孕药缓解。

（3）药物治疗效果不好的患者，可以选择放置 LNG-IUS，同样可以使月经量明显减少，从而缓解腹壁疼痛和月经淋漓不尽的症状，同时还能起到避孕的作用。

（4）如果保守治疗无效，可以选择手术治疗，常用的手术治疗方法有经阴道子宫下段切口憩室修补术、宫腹腔镜联合憩室修补术、宫腔镜憩室电切术、经腹子宫憩室修补术等。具体使用哪种方法，需要根据子宫切口憩室的位置、大小、类型、患者的生育要求等因素综合考虑。

剖宫产是一种非自然、有创伤的手术分娩方式，主要是帮助难产及有各种合并症而不适合阴道分娩的孕妈。随着剖宫产率的升高,剖宫产术中及术后的并发症也大大增加。所以,想要剖宫产的孕妇们一定要慎重选择。而且目前无痛分娩大量推广,准妈妈们不用因过多惧怕疼痛而选择剖宫产。

④ 月月顺心法则:有些痛你不必忍

你是否经常听到这样一句话:"肚子痛,多喝热水。"抑或是"痛经,等你生完孩子就好了。"那么对女性来说,痛经是不是忍忍就好了呢? 你对痛经了解多少呢? 你是不是还因为月经期间或月经前后腹痛腹胀、腰胀痛不适从而影响工作、生活,又或者因痛经导致情绪波动且无法控制,使自己和周围的人受到伤害呢?

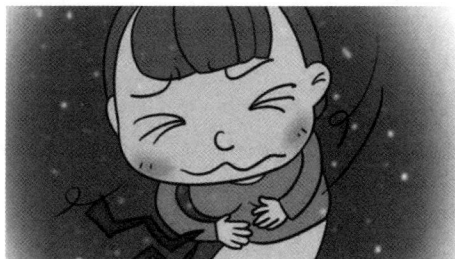

1) 痛经是怎样发生的

痛经是指在月经期间或经行前后出现的明显下腹疼痛。痛经表现为胀痛或痉挛性疼痛,或伴腰酸胀痛,全身不适,使生活、工作或学习受到影响。痛经分为原发性痛经和继发性痛经。

（1）原发性痛经。病因目前尚未完全明了，在初潮不久后即出现痛经，可能与精神因素相关，也可能由于子宫肌肉痉挛性收缩导致子宫缺血而引起。子宫发育不良、宫颈口或子宫颈管狭窄、子宫过度屈曲使经血流出不畅，造成经血潴留，从而刺激子宫收缩引起痛经。有的患者在月经期，内膜脱落排出前，子宫强烈收缩引起疼痛，排出后症状减轻，称膜性痛经，原发性痛经多能在生育后缓解。

（2）继发性痛经。多见于生育后的妇女及中年妇女，由盆腔炎症、肿瘤或子宫内膜异位症引起。子宫内膜异位症系子宫内膜组织生长于子宫腔以外，如子宫肌层、卵巢或盆腔内其他部位，同样有周期性改变及出血，月经期间因血不能外流而引起疼痛，并且可能与周围组织发生粘连，而使痛经逐渐加重。内诊可发现子宫增大变硬，活动较差，或在子宫直肠陷窝内扪及硬的不规则结节或包块，触痛明显。

2）痛经忍忍就好了吗

其实不然，重度痛经约占18%，患者以青春期少女和未婚或未育的年轻妇女为主，小腹疼痛是其主要症状，可表现为小腹胀痛，甚至痉挛性绞痛，可放射至腰骶部，常伴有恶心、呕吐、腹泻，头晕、疲乏等症状，严重者可出现面色苍白、四肢发凉，甚至晕厥或虚脱。这种疼痛光靠忍可不行哦。

3）痛经怎么预防或者治疗呢

（1）一般治疗。部分女性应进行心理治疗，了解月经期轻度不适是生理反应。增强体质,防止经期过劳、进食冷食等。轻度痛经可进行腹部热敷。抑郁和焦虑是原发性痛经研究最多的两个情绪因素。很多研究表明,痛经妇女抑郁和焦虑的发生率大于非痛经患者。所以男性们注意啦,如果家里的女性出现痛经的症状,要做到的便是心理上的安慰和行动上的帮助。

（2）药物治疗。镇痛、镇静、止吐,减轻不适症状并缓解子宫收缩,可适当应用阿托品类、安定类药物,以及维生素、硫糖铝等。①非甾体抗炎药。能够缓解前列腺素引起的子宫痉挛性收缩,如吲哚美辛、布洛芬等,不良反应以胃肠道和中枢神经系统反应为主。②钙通道阻滞剂。钙通道阻滞剂治疗原发性痛经,如尼卡地平、硝苯地平,收效较好,不良反应小,应用镁制剂治疗也有较好的效果。严重痛经患者,可吲哚美辛与硝苯地平联用。③口服避孕药。此类药物尤其适用于需要节育的女性,但对大多数患者来说口服避孕药仍是二线药物。口服避孕药一方面可减少月经量,另一方面可抑制排卵。口服避孕药对原发性痛经患者有效率达90%,该类药物可通过抑制排卵,降低血中雌激素的含量,使血中前列腺素、血管升压素及催产素水平降低,从而起到抑制子宫活动的作用。但此类药物对机体代谢有明显的影响,因而具有更多的不良反应。

（3）中医治疗。足浴、按摩、耳穴压豆法、针灸、针罐合用、发疱疗法、小腹外敷或热敷、脐贴片、穴位注射、温通药炙均可治疗痛经。暖贴和热水袋也可以细心准备好哦。中医调理的药物需要因人而异，不要自己轻易尝试。

4）答疑解惑

（1）多喝热水有用吗？多喝热水还是会起到一定作用的。经期避免进食凉物，注意休息，腹部热敷被证实能缓解痛经症状，而红糖水的效果可能并没有那么好哦。

（2）经常吃止痛药会上瘾吗？止痛药分为阿片类和非阿片类，阿片类止痛药如吗啡、哌替啶等是可能导致上瘾的，但是受到严格管控，而非阿片类止痛药如布洛芬等不会上瘾。

（3）止痛药吃多了会有影响吗，什么时候吃最好呢？正常用于痛经治疗的非甾体抗炎药，会被人体正常代谢掉，推荐剂量为 4~6 小时 400~600 mg，或每 8 小时 800 mg，一日最多不超过 2400 mg，一般 2~3 日。最好在痛经前一天或者有症状时就吃药，疼痛厉害再吃，效果就没那么显著了。

（4）止痛药有禁忌证吗？建议有胃溃疡、哮喘、肝肾疾病、心力衰竭的患者尽量避免使用。

5）子宫保养秘籍：健康生活每一天

（1）适当运动。适当到户外参加体育活动能够促进血液循环，提高身体免疫力，对女性的子宫保健也有一定的辅助调养作用。每周至少游泳两个小时，能够起到保养子宫的效果。

（2）合理饮食。平时注意合理的饮食安排，多吃一些应季的蔬菜和水果，能够起到保养子宫和护理子宫的作用。平时可以适当吃一些奶制品、豆制品，多吃一些温补的食品，能够保养子宫。

（3）注意子宫部位的保暖。秋冬季节天气凉爽，平时注意合理增减衣物，避免子宫部位着凉引起痛经或者出现卵巢早衰的现象。注意身体保暖还可以预防妇科炎症。

（4）定期检查身体。定期到医院进行妇科检查，如果出现了慢性疾病或者妇科炎症，要早发现、早治疗，可以起到保养子宫和预防疾病的作用。

（5）合理避孕。经常做人工流产术对女性的子宫健康会产生不良的影响，甚至会引起子宫壁过薄或者出现子宫早衰的现象，所以女性平时要根据自己的身体状况，选择最恰当的避孕方式。

（6）规律的性生活。有规律的性生活可以起到保养子宫的作用，适当的性生活对子宫有一定的按摩作用，能够改善子宫发育不良或者子宫寒凉等症状。

6）子宫小食堂：食补子宫，推荐收藏这六款食疗方

（1）荔枝大枣汤。干荔枝、干大枣各 7 枚。共加水煎服，每日 1 剂。具有补血生津作用，适用于贫血、流产后子宫的调养。

（2）鸡蛋枣汤。鸡蛋 2 个，红枣 10 个，红糖适量。锅内放水煮沸后打入鸡蛋，水再沸下红枣及红糖，文火煮 20 分

钟即可。具有补中益气、养血的作用，适用于贫血及病后、产后子宫的调养。

（3）乳鸽枸杞汤。乳鸽1只，枸杞30克，盐少许。将乳鸽去毛及内脏杂物洗净，放入锅内加水与枸杞共炖，熟时加盐少许。吃肉饮汤，每日2次。具有益气、补血、理虚作用，适用于人工流产后体虚及病后气虚、体倦乏力、表虚自汗等。

（4）参芪母鸡。老母鸡1只，党参50克，黄芪50克，淮山药50克，大枣50克，黄酒适量。将宰杀去毛及内脏的母鸡，加黄酒淹浸，其他四味放在鸡周围，隔水蒸熟，分数次服食。具有益气补血作用，适用于子宫的调补。

（5）豆浆大米粥。豆浆2碗，大米50克，白糖适量。将大米淘洗净，以豆浆煮米作粥，熟后加糖调服。每日早晨空腹服食。具有调和脾胃、清热润燥的作用，适用于子宫的调养。

（6）糖饯红枣。干红枣50克，花生米100克，红糖50克。将干红枣洗净后用温水浸泡，花生米略煮，去皮备用。红枣与花生皮同入小铝锅内，加煮花生米的水，再加水适量，以文火煮30分钟，捞出花生米皮，加红糖，待红糖溶化收汁即成。具有养血、理虚作用，适用于流产后贫血或血象偏低等。

7）子宫保养小秘招：因时保养子宫

（1）少儿期。2个月到12岁的女孩，正处于身体迅速发育的阶段,生殖系统也逐渐向成熟发展,但由于发育较慢,尚为幼稚型。所以,要注意营养搭配,劳逸结合。充足的睡眠和适当的运动,不仅可以提高免疫力,增强机体抗病能力还可以促进生长发育,也是保证正常发育的物质基础。

（2）青春期。青春期女性雌激素分泌非常旺盛,可达到儿童期的8～10倍,身体和生殖器官迅速发育。但这时子宫尚未完全发育成熟,还比较脆弱,仍需小心保护。这一时期特别需要注意卫生,尤其是月经期卫生,防止外阴、阴道出现炎症,对子宫以及整个生殖系统的正常发育是非常重要的。

（3）性成熟期。性成熟期生殖系统、子宫都已经发育成熟。但是此时经受疾病侵袭的机会也大大增加,对子宫的保护绝不可有半点松懈。最好是定期进行妇科检查,发现问题及时处理。性生活时要注意卫生,做好避孕。

（4）妊娠期。当卵子与精子相遇时,子宫也迎来了最辉煌的使命。在孕期前三个月和后三个月,应避免性交,否则损伤的不只是子宫,还有小宝宝。做好产前检查,定期进行产前检查是保障母子平安的重要措施。

（5）围绝经期。45～55岁,女性正处于围绝经期,子宫的健康状况也是一年不如一年。围绝经期由于卵巢功能衰退,月经会变得不规则,出血量时多时少,持续时间也长短不一,直至月经完全停止。随着卵巢功能的衰退,体内雌激素含量减少,子宫显得更加脆弱。这个时期也是恶性肿瘤的高发阶段,良好的生活习惯如合理饮食,增加蛋白质、维生素和矿物质的摄入,充足睡眠,适度锻炼就显得尤为重要。定期进行妇科检查,有利于早期发现恶性肿瘤。在这个时期要特别注意外阴卫生。有异常情况,如阴道不明原因流液或出血,应及时到医院检查处理。